中医民间行动 系列图书

NESE TRADITIONAL MEDICINE CULTURE SALON

年元月　第九辑

国医大师绝学 专号

民间中医人沙龙

中国医药科技出版社

内容提要

　　本书为"田原寻访中医"品牌图书中的一个系列，以中医文化传播人田原女士与国医大师、民间奇医的最新现场访谈为蓝本创编而成，真实、原味、语言通俗易懂。

　　本系列图书将陆续推出怀有绝技、秘方、绝学的传奇中医人，讲出他们用大半辈子的人生、体悟、实践得到的经验精华和生命感悟，旨在为国人身心健康问题、疑难重病的医治问题，提供更多元化的视角和解答；关注中医现状，深入探索中国传统生命文化的精髓，弘扬中医文化，使读者跟随我们一起，发现不一样的中医，发现"中医原来是这样"。

图书在版编目（CIP）数据

　　中医人沙龙．9，国医大师绝学专号／田原，赵中月主编． －－ 北京：中国医药科技出版社，2013.2（2024.9重印）

　　ISBN　978-7-5067-5938-0

　　Ⅰ.①中… Ⅱ.①田…②赵… Ⅲ.①中医学-临床医学-经验-中国 Ⅳ.①R24

　　中国版本图书馆 CIP 数据核字 (2013) 第 018115 号

出版　中国医药科技出版社

地址　北京市海淀区文慧园北路甲 22 号

邮编　100082

电话　发行：010-62227427　邮购：010-62236938

网址　www.cmstp.com

规格　710×1020mm　$^1/_{16}$

印张　15 $^1/_2$

字数　261 千字

初版　2013 年 2 月第 1 版

印次　2024年 9 月第 3 次印刷

印刷　大厂回族自治县彩虹印刷有限公司

经销　全国各地新华书店

书号　ISBN 978-7-5067-5938-0

定价　35.00 元

出品人　　吴少祯
策划人　　赵中月

主　编　　田　原　赵中月

编　委　　沈　生　吴　佳
　　　　　谢震铨　王　洋

主编热线　010-62261976
主编邮箱　zhzyml@126.com
官方博客　http://blog.sina.com.cn/
　　　　　tianyuanfangtan

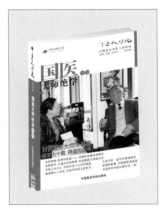

中医人沙龙
第九辑 | 国医大师绝学专号

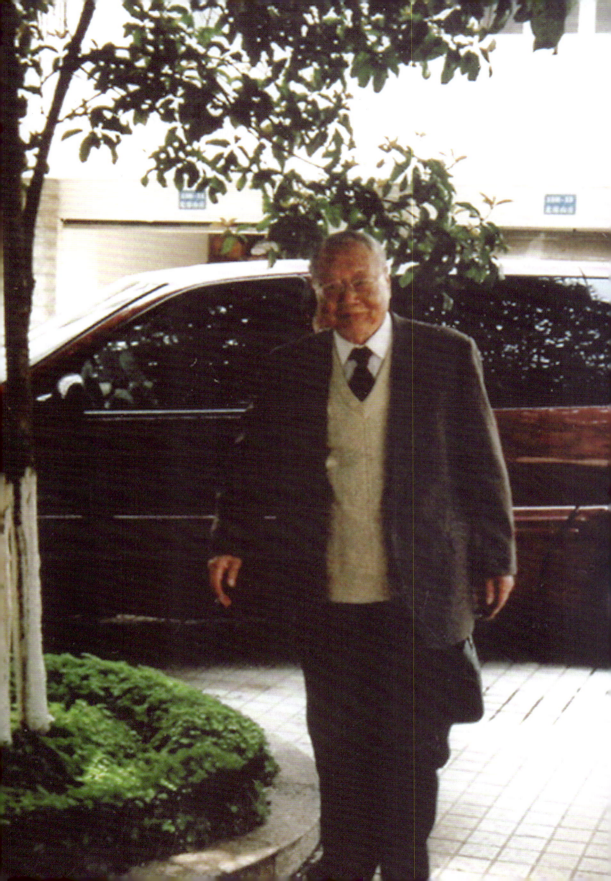

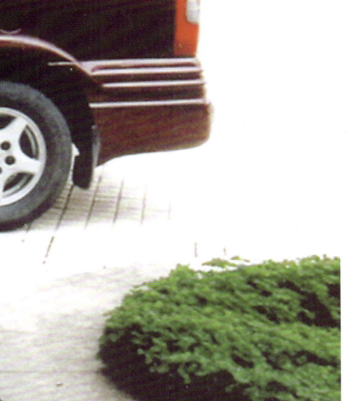

诉衷情·九秩述怀

丙戌夏月　朱良春

人生匆匆，瞬已虚度九秩，从医七旬。医理幽奥，上工难臻。学海无边，皓首穷经，期有所得，痌瘝在抱。

先贤心悟铸辉煌，经典阐岐黄。七旬孜孜求索，宝库掘深藏。勒阅书，多临床，心欢畅。

杏林甘露，遍洒人间，宿愿以偿。

将要出诊的朱良春先生（沈生摄于二〇〇七年）

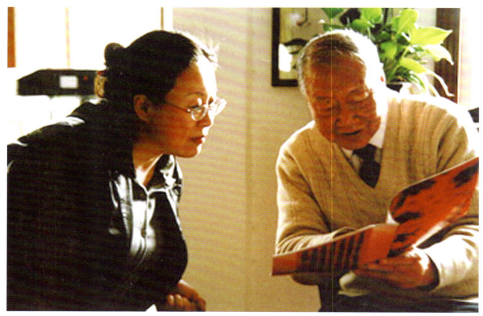

2007年3月，田原采访朱良春现场

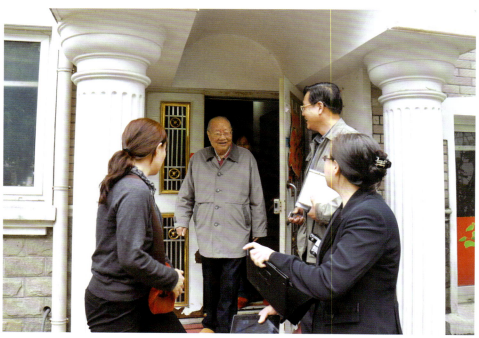

2012年4～5月，采访朱良春，分手时场景

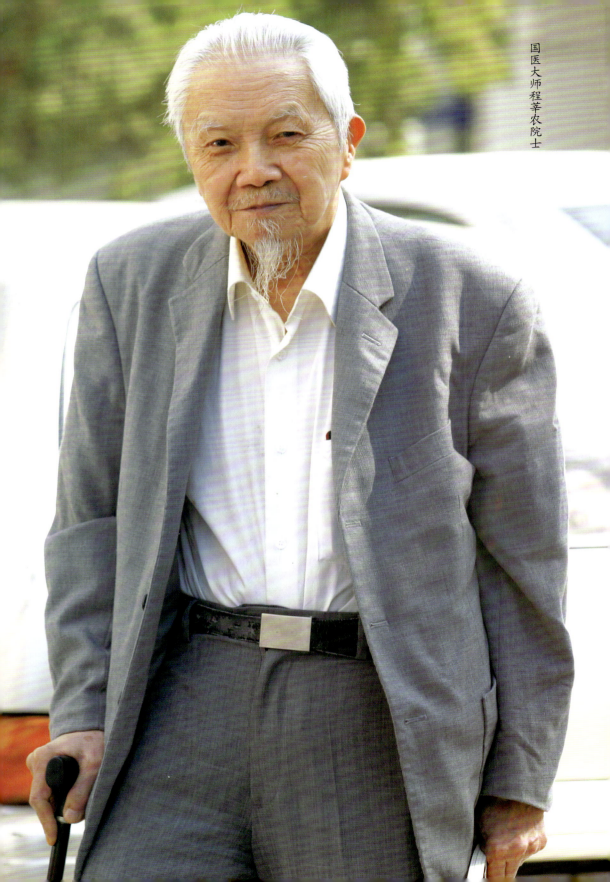

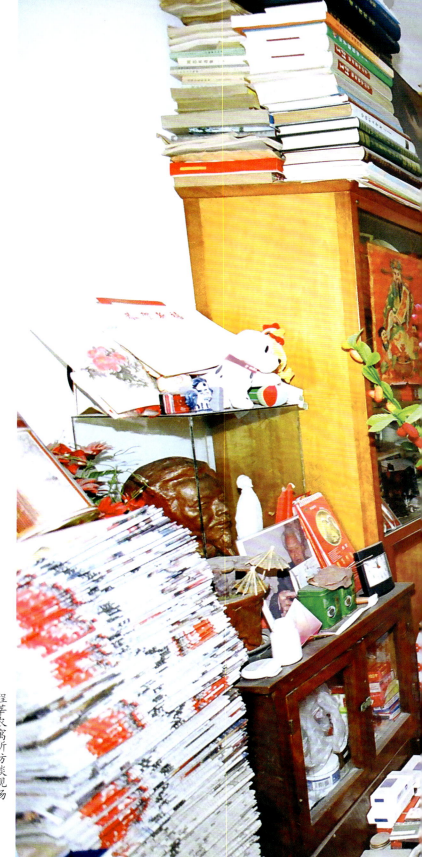

程莘农院士书法作品

勝日尋芳泗水濱無邊光景一時新

識得東風面萬紫千紅總是春

程莘农寓所访谈现场

4

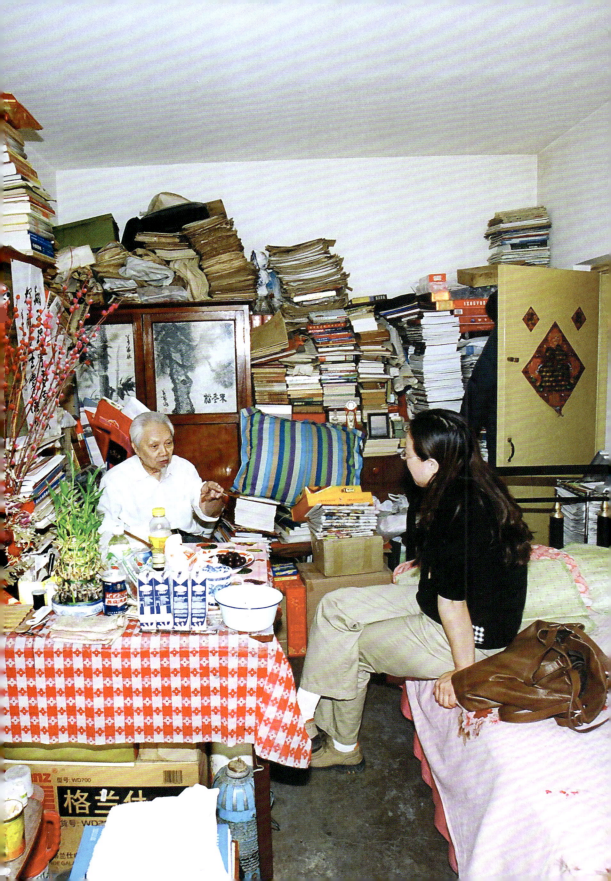

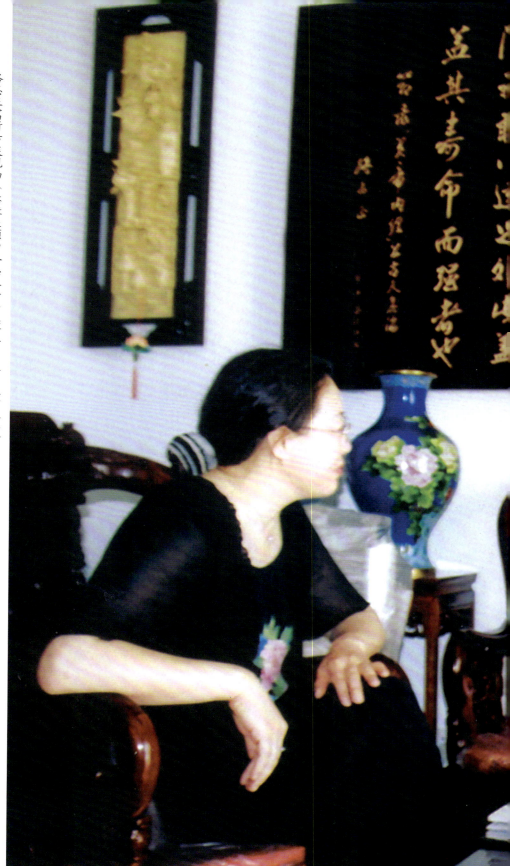

路志正寓所访谈现场（悬挂匾额为路志正手书《黄帝内经·上古天真论》）

帝曰余聞上古有
其人者提挈天地把
握陰陽呼吸精氣煽
立守神肌肉若一故
能壽敝天地無有終
時此其道生中古
之時有至人者淳德
全德和於陰易調于
四時玄古蜓修

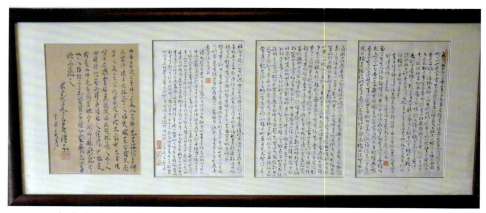

朱良春珍藏的章次公论书法－友人手书（右），及亲笔志述（左）

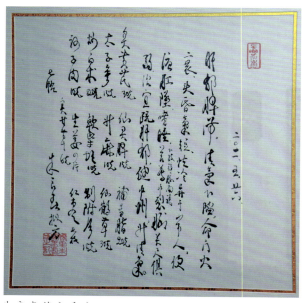

朱良春药方手迹

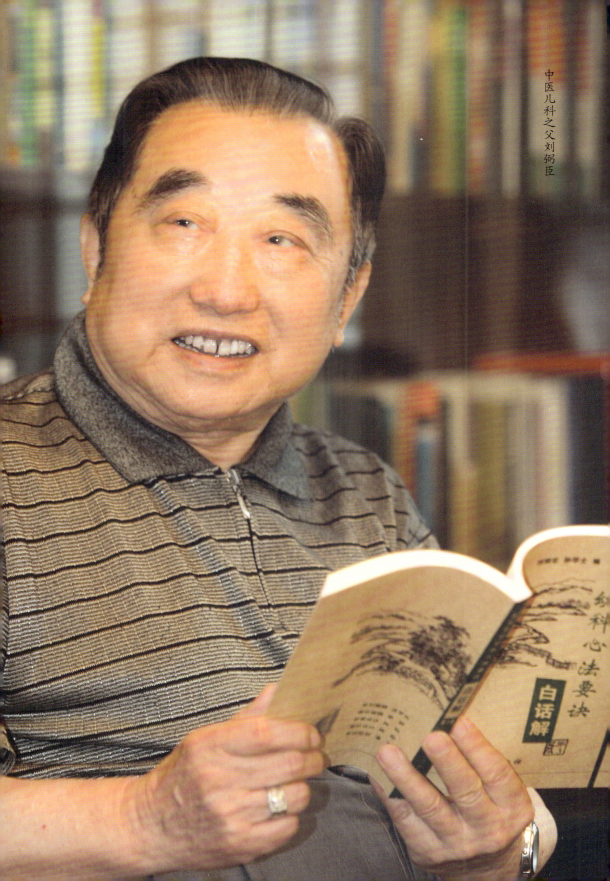

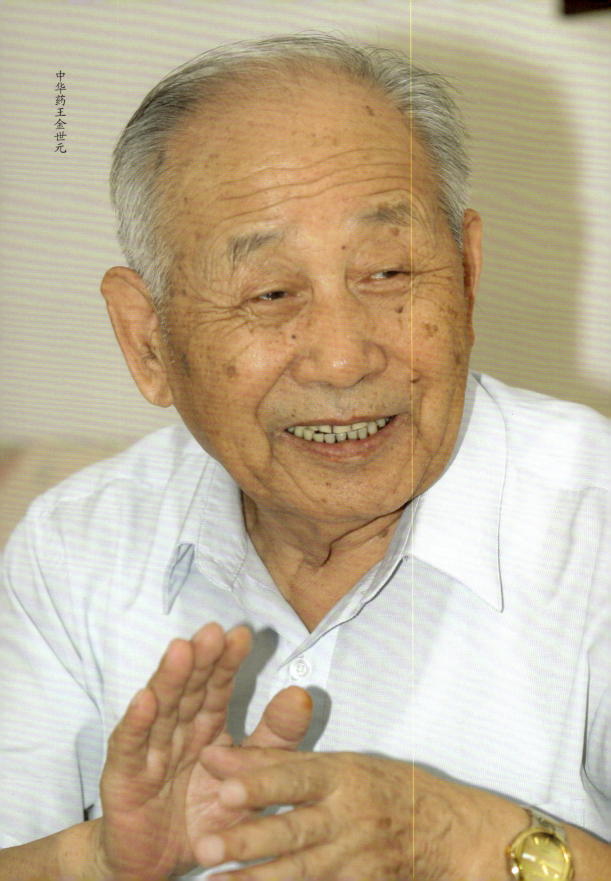

中华药王金世元

弘扬中医文化 参与民间行动

经过一年的努力，《中医人沙龙》新五卷本，出版面世了。

它们是：第5辑"乡土中医绝学专号"，第6辑"传奇中医绝学专号"，第7辑"海外中医绝学专号"，第8辑"古中医绝学专号"，第9辑"国医大师绝学专号"。

这期间，我们奔波于城乡田野，在中医天地里索隐钩沉，访医问道，有恒久如一的动容，亦有沮丧的"踏空"时刻，但我们能否说：您手中这一书系，展示出了当下中医的真实水平，体现了中医本身所具有的深度、广度和高度？这取决于您的检阅。

谓之"乡土"，欲问自然原址处。这是再往前踏实一步的家园。民间，作为一种文化土壤，中医在这里草长莺飞，蓬勃之势叫人惊喜，尽管一直少有关注，但坚忍的中医人没有离开土地，各自在一方水土中把握着民生疾苦，承传乡俗智识，各有"一招制胜"的绝活儿——驭天火急救脑瘫娃的合江火医，用灵感洞悉杂病的江西土医……他们的学习对象和医理原素，是乡土间的草木虫豸，之间千丝万缕的感应，以及亟待人类识别与珍爱的生命启示。源于此，一种"返本开新"的期望，驱使我们不断深入地走近他们，走进——这养育着国人的必然田野。

谓之"传奇"，则更多成全于岁月，那些沉淀在时人身上的故事，如朝霞珠露，折射着中医在时代间隙里闪耀的醒世风华。我们每每惊叹：原来还可以有这般潇洒硬气的中医人，这般不羁的中医范儿！

这一年里，更多声音漂洋过海，与我们对话，美国、香港、澳门、台湾……一脉是开枝散叶之后的中医游子，当年背井离乡，愈加流恋和谨守家乡风俗仪礼，中医原貌在海外得以保留；一脉是他山之玉，几经磨砺之后，今日还乡，别具异采。

中医最早的发生及原创之萌芽，一直是我们追寻的内核。"通天下一气耳"，"五运六气学说"应运而至，将古中医图谱尽呈眼底。

天道与地理的机密，万物化生的机理，生灵们殊途同归的命运生息，都在"炁"这个原点上相遇了……

一路挂心的，还有令人忧虑的现实：一些高龄的国宝级中医大师，作为不可再生的珍稀资源，他们的经验，他们的医术医道，传承如何？如何传承？

——所谓"绝学"，固然是指"独家绝活儿"，但更蕴涵着一个严肃的现实：风华绝代，亟需关怀，急需抢救。

《中医人沙龙》将陆续推出新的专号，跟踪报导行动成果。我们有两个出发点：一是让更多的人关注中医，关注中医生态，加入到发现中医遗产、探索中医民智的行列中来；二是透过主流之外的"第三只眼"，来对体制内的中医学术和现象进行再发现和再认识。通过这两方面工作，为我们的生活建立新的、更具生态价值的坐标参照系。

本书系不仅仅就"中医"说中医，而是打开视野，探寻中医的整体生态意义。诸如，当下中医药的国情现状如何？在哲学层面上如何看待中医的"道"？作为传统文化的杰出代表——中医的原创性对于文化创新具有何等作用？诸多看似貌离神合的话题，都在中医的视角中得以交融，一切尘嚣因之得以落地为安——文化为本，唯有返本，才能开新。

令人着迷的是：在发现中医，发现他者的同时，也是一个自我发现的愉快旅程。不夸张地讲，每个人都能通过中医，重新发现自我，发现生命真相，与生命"对话"，——这是《内经》开启的中医传承方式，也是人类经验叙事的主要方式。中医作为中国人的创造物，其背后，隐含着一套可供人类共享与调谐的意义系统，这是其"文化价值"所在；因之，需要我们挖掘和弘扬，需要我们从生物和文化的双重视角，道术兼顾，把中医的"对话"持续不断进行下去。

还要说明的是：如果您及亲友知道身怀绝技的民间隐医线索，或拥有中医孤本、珍本、相关书稿，请与我们联系。

地址：北京市海淀区文慧园北路甲 22 号中国医药科技出版社 602 室

邮编：100082 / 电话：010—62261976

祝开卷有益！

《中医人沙龙》编辑部

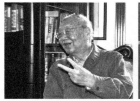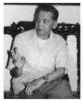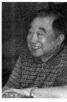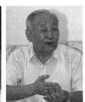

目录
CONTENTS

A 专 题　　**悬壶七十载　得道而成寿 / 001**
国医大师朱良春专访

导读：从 2012 年 4 月开始，我们几次来
到江苏省南通市，拜见国医大师朱良春，
并和老人家进行了几次难得的对话。把散
落在民间的中医明珠打捞出来，一直是老
人家未了的心愿，半个多世纪里，他一直
想在这块事情上投入心力，花大气力。再
谈中医的传承，朱老说，这是个亟待解决
的现实问题，如果做不好中医的传承，中
医的发展就岌岌可危了……

002　　〔编者前言〕拾起民间的珍珠

003　　〔人物档案〕朱良春

004　　〔访问缘起〕得道而成寿

008　　1. 虫类药，搜刮人体的深层病邪

011　　2. 肾虚，压力下的"时代病"

013　　3. "土花子"献出的绝秘方

017　　4. 读《伤寒论》关键是"心悟"

020　　5. 朱熹公的理学思想是一个高峰

025　　6. 太极只是一个"理"字

028　　7. 章太炎先生对"五行"的成见

031　　8. 用"因明学"研究仲景，可以更加深切

033　　9. 儿子眼里的朱良春

035　　〔后记〕莫道朱公老矣　真情里相守无恙

B 专题　**以针传世 – 世界针灸第一人 / 037**
针灸泰斗程莘农专访

导读：他主持的"循经感传和可见的经络现象的研究"证明了经络学的科学价值；主编的《中国针灸学》，建国后首次建立起针灸教学规范，至今仍是中医院校统一教材，并被国外针灸界作为针灸资格考试蓝本，因此他常说自己在国外比在国内有名；终于将"中国中医研究院"盼成了"中国中医科学院"……他最常说到的一个词就是"斗争"，他也常说：我们这代人的仗打得差不多了，所以"不说话了"。

038　　〔编者前言〕见证中医百年
039　　〔人物档案〕程莘农

041　　1. 过去，针灸扎头和修鞋扎脚没有区别的
044　　2. "流水板"式的穴位歌
045　　3. 中医科学化，这个仗打得差不多了
047　　4. "针灸"应该叫"灸针"
049　　5. 那些年，我们都不许看病
052　　6. 干了二三十年的中医，也不一定都会看病
054　　7. 八年的面瘫，十个月就扎好了
055　　8. 让洋人着迷的针灸大师
058　　9. 扎到位，不等于扎得深
061　　10. 针灸，是以气御针
063　　11. 养生之道有两个：一不生气，二不吃饱
064　　12. 握了大半个世纪的针和笔，都放下了

C 专题　**杂病圣手 – 大道无言自澄明 / 067**
国医大师路志正专访

导读：路志正教授的家里，有一种肃穆、宁静致远的气氛，这种氛围，对于一个不断省视自身、探寻人类未来生命答案的中医人来说，无疑是妥帖而完美的。上午九、十点钟的阳光，透过薄薄的窗帘，给宽敞的大厅里撒进一片清辉，一片温暖，我们围茶而坐，拥着共同的中医情怀，听路老娓娓讲述他 70 多年间的中医故事……

068　〔编者前言〕记忆

069　〔人物档案〕路志正

071　1. 石家庄乙脑瘟疫，证明中医治疗是有疗效的

074　2. 北京的脑炎就要用"苍术白虎汤"了

077　3. 在卫生部工作，是一个"无名英雄"

081　4. 用中医征服了外国元首

082　5. 先生说：你不读《易经》不能为医

084　6. 蝼蛄、屎壳郎，通下有大功

087　7. 小经方，中医里的特种部队

090　8. 现在我呀，每天还在读书

093　〔后记〕走向澄明

D 专题　**中医儿科之父 / 095**
东方小儿王刘弼臣专访

导读：小儿乃稚阳之体，犹如一团初生的火苗；同时，小儿又是纯阳之体，变化迅速。五日一小变，十日一大变，今天咳嗽了，明天发热了，后天又不知为何起了疹子……疾病谱的变化显示，小儿哮喘、高热惊风等疾病逐渐呈现高发态势，风湿病、心肌炎、肾炎等疾病也越来越低龄化发展，在物质生活条件越来越好的今天，我们的"未来"究竟怎么了？

096　〔编者前言〕用一生，守护孩子体内的一轮红日

097　〔人物档案〕刘弼臣

099　1. 学会治天花，就可以包揽内、外、妇、儿了

103　2. 感冒，儿童万病的源头？

104　3. 小儿高烧抽风，调理肺中之痰是关键

108　4. 通晓"内经"和"伤寒"，才治得小儿病

112　5. 治哮喘，得让孩子少出汗

113　6. 把土大夫讲不出的道理讲出来，就是科学

E 专题   **踏遍青山人未老 / 117**
中华药王金世元专访

导读：听金老讲药，用一口地道的京腔京调，如数宝贝一般，将一味味地道药材，与原乡山水、物候共成一脉的性情，细细道来，好似京韵大鼓的曲调，悠扬、厚重。伴着金老开朗的笑，带着我们回归大自然的奇妙圣境，似铃儿，敲打出无数药精、草灵的舞动，顺着风儿飘过来的，是迷人的麝香，是长须的山参那股神气，是开满山野那绿油渍的田七花儿……

118   〔人物档案〕金世元

119   上篇：天安门里出来的中华药王

     1. 到天安门学中药去
     2. 那一年，大药锅边儿上的小学徒
     3. 中药行儿，存在规矩里的良心
     4. 别让中医败在中药手里

133   下篇：地道药材，天地之大德

     1. 牛黄——老黄牛与人类的肝胆之情
     2. 麝香——用生命凝结的绝望之香
     3. 田七——"田大夫"的传奇秘方
     4. 附子——与"阳"共升
     5. 药王的养生经

144   〔后记〕药香伴着泥土香

沙龙直播室   **大美中医：梁冬对话油麻菜 / 147**

导读：长期以来，一直有一个声音，每隔几天，就会把我的电话吵醒，就是那个叫黄剑（油麻菜）的人。这个人居然一不小心扎入了中国的中医江湖！……3年多的时间，就凭着自己的一杆枪，满世界地寻找，居然用电视画面，把这个江湖串连起来，找到了诸多诸多有识有趣的人！今天呢，我就邀请黄剑这个人，和大家来分享他所看到的一切。

147   1. 梁冬的开场白

150   2. 黄剑，从上天入海，到拍摄中医

152   3. 徐文兵，中医"高富帅"

154   4. 一个好中医，必定有个天真的状态

156　5. 陈岷：民间中医书，快被日本人收没了

159　6. 读了《辅行诀五脏用药法要》，不做军阀做医生

160　7. 不懂中文的日本人，可以整本背诵《论语》

162　8. 法国人发起的"针灸无国界"行动

164　9. 徐文兵：每一个汉字都是一个符

167　10. 雅克先生，83 岁学中医的法国老人

168　11. 化水治病的草根中医

169　12. 老道长：每个人都有惟一的，最适合他的道理

生命文化沙龙

欲望的能量 / 171

对话道医谢泓瑶——「合一能量心灵学」创建人

导读：人的肉体最多活个八九十年，一百多年，做个普通人来讲。但是一个人的灵魂，可能今天你聚集在这个肉体上边，明天聚集在另一个肉体上边，当然在这种能量延续的过程当中，灵魂的能量也在发生着变化，也可能产生质的飞越。

171　1. 很小，道家师傅就为我取了"号"

172　2. 和身体说句"知心话"

175　3. 给"欲望"做个能量疏导

179　4. 修你生命中的那枝"花"

181　5. 辟谷：利用的是"空腹"的生理环境

183　6. 潜意识里想被满足的，才是真正的兴趣爱好与快乐所在

185　7. 心无杂念时，灵魂能量耗散最小

189　8. 涌泉：大地母亲的子宫

192　9. 年轻怕漏，老了怕崩

长篇纪实文学选载

中国民间中医抗癌纪实（五）/ 195

之五：不是癌，那是什么？

导读：癌症就是一种"报应"。它与我们反常的生活方式，也就是衣食住行密切相关。癌症并不可怕，可怕的是我们对癌症的无知，对身体、对生命的无知，对"自然力"的无知。

悬壶七十载 得道而成寿

「A专题」国医大师朱良春专访

我的一生是平凡的，也是顺坦的。作为一个医生，我一直遵循先严昶昇公「积德行善，济世活人」的嘱咐，先师章次公先生的教导：「医虽小道，乃仁术也，要以身尽之，方能尽其业，否则罪也」。「发皇古义，融会新知」。从医以来，我虽然是尽力践行，但由于学养谫陋，成就不多，遗憾不少，有些菲薄经验，也有不少教训，值得回顾自省，争取在有生之年有所弥补，聊尽吾心。

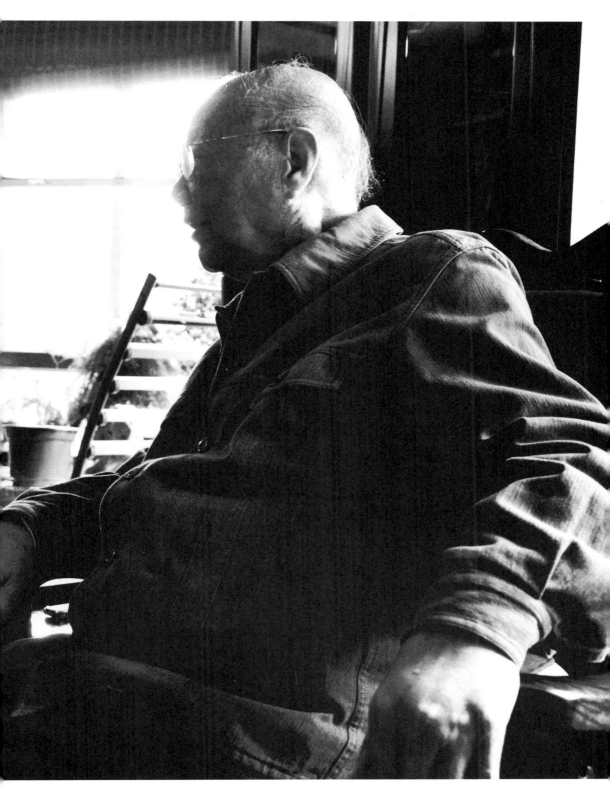

拾起民间的珍珠

不久前，一位同事和我说："前几年评选出来的 30 位国医大师，已经走了几个人，再过几年，要是这些国医大师都没了，中医可怎么办？"

此言堪忧啊！

今天的国医大师们，大多已临八九十岁的高龄，他们大多生在清末民初时期，既有较为深厚的国学根基，又适逢时代变迁，对西学，以西方为代表的现代科学，都有不同程度的涉猎和融合，因而形成自己的一家之学，拥有用大半个世纪临床、带徒、思考所得来的医学经验。他们是中国动荡的百年历史中，维系传统医学传承与发展的宝贵龙脉。

……

从 2012 年 4 月，接下来的时间里，我们几次来到江苏省南通市，拜见国医大师朱良春，并和老人家进行了几次难得的对话。

是为第一辑。

犹记得六年前老人家的音容笑貌，那是第一次访谈。再见朱老，虽已 96 岁高龄，却感觉老人家变化不大，尤感青山在，人未老！

谈话间，我们先是将几年来的中医民间行动向朱老汇报。这个话题老人家很高兴，说："你们做得太好了，不辞辛劳，深入到民间，和民间中医同吃同住，观察、记录他们的一些东西，是非常好的，流失在民间的宝贝太多了。我在上世纪 40 年代就办过《民间中医》这样的杂志，挖掘出来一些有独家秘技的民间中医，现在你们做的是主流，可以说是一个典范，功在当代，利在千秋！这会给民间中医，给中医药事业做出很多的贡献！"

把散落在民间的这些中医明珠们打捞出来，一直是老人家未了的心愿，在这半个多世纪里，他一直想在这块事情上投入心力，花大气力。每每谈起，都对当年发掘民间土医"三枝花"的事情念念不忘，因为这里寄托着他对民间中医的情怀，始终萦绕于心。

再谈中医的传承，朱老说，这是个亟待解决的现实问题，如果做不好中医的传承，中医的发展就岌岌可危了……

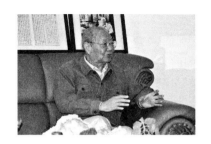

〔人物档案〕朱良春，生于1917年8月，国家首批"国医大师"。早年拜孟河御医世家马惠卿先生为师。继学于苏州国医专科学校，并于1938年毕业于上海中国医学院，师从章次公先生，深得其传。从医已逾70载。历任南通市中医院首任院长（1956～1984），中国农工民主党中央委员。2007年4月，"'十五'国家科技攻关计划朱良春名老中医学术思想经验传承研究"课题，顺利通过验收。国家科技部"十一五"支撑计划常见病——痛风性关节炎中医综合治疗方案研究正在施行中。

得道而成寿

与朱老对面相坐，这位96岁的老人，沉静安然，目光致远，近百年的中医大河流经于他，丝毫看不出跌宕。静水流深。

年近期颐的朱老，仍然会默默地把三根手指头搭在一个个患者的手腕上，凝神入境；毕其生，解民瘼，留下一脉心香。

如果留意到朱老的家学文脉，更觉难得：他是儒学大家朱熹公的第29代裔孙。对于家族承传，虽未刻意，却始终有一份传递于千年祖荫下的自觉。对于先人的理念，朱老一再表示"惭愧，对先祖的学术思想，继承得太少"，然而他的体念如此平实深刻："先祖他恭恭敬敬，循规蹈矩，不敢越雷池一步。就是教一个人，要修身养性，克己呀，规规矩矩、老老实实做人，我感觉，真正按照朱熹公的理念来治病活人、治理社会，这个世界是真正地可以达到健康和谐的。"

宋明理学的文脉，以奇妙的方式贯穿朱良春的一生：一面是血脉家学；一面是医学师承，国学大师章太炎先生，把对程朱理学的研究心得化为了医学思想，传到了章次公先生身上，章先生又传给了朱良春。我们很少听到朱老跟大家谈理学，但实际上他却把理学应用到了临床，应用于对生命、对健康的管理当中，尽得精髓。

百年国医当中，朱老堪称雄踞高位、见证历史，代表了当代中医最高水平。他的身上，保留了太多的传统元素，有人说朱老"不谈玄，不论道，不摆文化姿态。一生偏安南通，却声名天下"，此话不假。身为国医大师，他所葆有的朴素，勤俭，谦虚，仍饱含中国传统文化之美，在临诊中、在接人待物中、在对子女的教育中，无不自然流露。这是对"朱子家训"的秉承，更是对道德文章的坚守。

道乃天之道，德乃人之伦，而朱老能把二者完美地融合于自己近百年的中医人生实践中。

我们看到的朱良春，总是低调，虚怀若谷，笃行医者本位，留守在百姓中间，从未游离。

有人问朱老："您96岁了，还像70多岁的人一样健康，有什么秘诀吗？"朱老笑而不答。大儿子朱晓春解密说：朱老惟一的健康秘诀，就是"看病"！每天，他在给人看病的时候，平息、凝神，整个人的精神和意念，都沉浸在那一个状态当中，像练气功一样，可谓境界与修行。在朱老的著述当中，你会发现，他从来不把自己摆在一个高高在上的位置，而着眼于低处去寻道，他的目光，总是停留在患者的身上，关注着每一个生命的切身体验。

"看病"，从18岁学医之日起，九秩未辍，成为他生活和生命的一个重要部分，一天几十人诊下来，十年、二十年、五十年、七十年……

朱老曾著《医学微言》，对虫类药的精当使用，对小药对的绝妙搭配，对疾病证型的缜密分型，无处不见他细致入微的观察精神，实是微言大义。他在学术上独辟蹊径，自成格局，于痹证的辨治和虫类药的发掘等方面做出了杰出的贡献，在人类医学史上必将产生重大影响。

老人家有颗赤子之心，对于自然生命的变化与玄秘，永远都在探寻当中。不管达官贵人，还是乡土百姓，都会进入他的中医视野。长期处于主流视线之外的民间土医，被朱良春誉为"民间的中医珍珠"，他至今铭记章太炎先生对后人的提醒：下问串铃，不贵儒医。从上世纪50年代开始，朱老一直不忘发掘这些可贵的"民间珍珠"，引荐于世，他是识得真宝的。

朱老喜欢引用明代张景岳说的四个字：学到知羞。每日必有一得，是他长年坚持的读书习惯，九十六岁高龄，仍关注着后学的思潮与著述，常为年轻一代有所得而欢赞。

对于当下大千世界的自我扩张与浮躁，他感觉到的是惭愧：中医传统文化这个东西，太博大精深了，我们这些人啊，知道的只有1%，渺小得很。在"九秩述怀"当中，朱老说到了"医理幽奥，上工难臻"，这种情怀，是中医能够生生不息，振兴发展的一个重要精神动力和源泉。

于是我们看到，低调的朱老，站在中医存废兴亡的转折关头，总是肩担大任，在对国家中医药发展的相关政策上，屡次呼吁、上书，并以自身所为去影响、带动更多的中医人。

所谓大匠，不仅示人以方圆，而且诲人于细节。无论对待学术，还是门人、弟子，对待每一位患者，对待自己所开处的每一个方剂，朱老都郑重就业。

虽说"医乃小道"，其实，解民瘼于倒悬，知民情于水火，得人心者，已经成就了天之道——人之德。

正堪谓：得道成寿者，良春朱公也。

采访现场：

参加人员

朱良春（国医大师）

田　原（中国医药科技出版社，中医文化传播人）

朱晓春（朱良春长子）

赵中月（中国医药科技出版社，中医文化策划人）

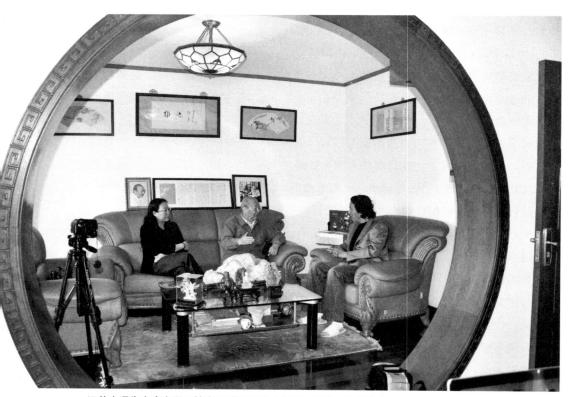

江苏南通朱良春宅邸二楼客厅采访现场（左起：田原、朱良春、赵中月）

南通采访随记一

2012 年 4 月 16 日

南通市中心，濠河北岸，朱良春的宅邸。

明媚的早春，风轻日朗，金黄色油菜花儿、波澜不兴的水面、垂柳、悠闲的往来人……在江南温煦的空气中，一切显得那么静谧、安详、平和。

进了朱老的房门，透过一个博古架，朱老背对着阳光，躺在一架躺椅上，窗外是婆娑的绿荫和绿荫下的濠河，老人家站起来迎接我们，握手、寒暄，谈话开始了，话题很快就转到了我们所关注的民间中医行动上。

朱老说：上世纪 50 年代的时候，毛主席说过："中国医药学是一个伟大的宝库，应当努力发掘，整理，提高。"这句话大家都知道，都熟悉。但是宝库有何宝呢？我认为，一是历代先贤遗留下来的古籍资料；二是当代中医的治病经验；三是流散在民间，具有一技之长的医生及家传口授的单方秘方。这个问题可以这么看，对古籍文献，可以有步骤地挖掘、阐扬；对当代中医实践经验，政府已采取措施继承整理，且成效显著；但散在民间具一技之长者之经验和单方秘方则正逐渐消失，实为可惜。你们已经做得很好了，但我也希望，有关方面对这件事情也给予重视，能够加大力度，全国有更多的人来参与，去深入，去调查，真正地把这块即将要消失、正在消失的民族瑰宝给挖掘出来……

又谈到虫类药的使用，朱老说：我是"五毒医生"啊！

1. 虫类药，搜刮人体的深层病邪

田　原：朱老，早在五六十年代，您就有一个美誉叫"五毒医生"，这些有毒的虫类药，蝎子、蜈蚣、蜘蛛，具有一定的毒性，您为什么敢用呢？而且得心应手。

朱良春：其实五毒很妙的，对我们临床疗效起到了一个很好的作用。中医用药本身，就是"用毒"啊，这个"毒"，往大了说就是一种偏性，中医治病讲"以偏纠偏"嘛。古代中医就用虫类药来治病了，虫子，到处可见啊，它们和人其实一直生活在一起的，不稀奇，乡下的灶房、床底，蛐蛐、蜘蛛是很常见的，入夏以后，有泥土的地方，也常常会见到蚯蚓，中医用药称为地龙嘛。古人用药很活泛的。

田　原：很有趣，我们身边特别亲密的这些植物、动物，其实是帮助我们平衡生活的伙伴。

朱良春：中医早有五药之说，草、木、谷、虫、石，这五类药物。"虫"其实不单单是说的"昆虫"，在古代它是动物的总称，"禽为羽虫，兽为毛虫，龟为甲虫，鱼为鳞虫，人为倮虫"，连人也是一只"虫"，（笑），我们现在还经常把老虎称为"大虫"嘛！

这些大大小小的动物药，带有一种"动"性，中医讲是血肉有情之品，对我们身体的作用力是很强的，也就是西医说的"生物活性"。《神农本草经》上就列有28种虫类药，占动物药将近一半。但我用的"虫类药"，范围比较广，主要是小型动物类药物，不局限于生物学概念里面的昆虫一类。

田　原：多数医生很少用虫类药。您是从什么时候开始对虫类药感兴趣的？

朱良春：虫类药，那要感谢章次公先生，章先生很喜欢使用虫类药。

说起我的老师章先生，他是清末民初，解放前后的一代名医，和我是镇江的同乡。1929年夏天，他和陆渊雷等人创办了上海国医学院，并提出"发皇古义，融会新知"的中医学新主张，兼采中西医之长，开启了当时中医现代教育的新局面。

蝉衣、僵蚕啊，这些普通的虫类药，其实中医大夫还挺常用的，像全蝎、蜈蚣这些毒性较强的药，一般的医生就不敢用了，章先生用得比较多，经常看他用，哪个剂量用多少，如何配伍，他的心里早就已经有数了。所以我跟他学，用的也就比较多了，虫类药它带着生物活性，它的作用，比一般的植物药功效要强得多；

如果用这虫类药，跟其他的药联合一起用，效果必然更好。

田　原：您用虫类药的剂量大吗？

朱良春：也不是很大，根据不同的病情用的量也不同，有的疾病治疗中，这些虫子的量就占到了三分之一。在虫类药的配伍上和使用上，要讲悟性，章先生把他主要的经验都传给我了，我也接受了，运用起来就会得心应手，越用越敢用了。

一边也留心搜集，凡是有关虫类药的史料，都找来，看看最早这个药是什么来源，药理啊，包括现代西方研究的药物化学，一边总结实践的效果。

田　原：怎么理解虫类药的生物活性呢？

朱良春："血肉有情"、"虫蚁飞走"，这就是生物活性，进入人体以后，它有峻猛的走窜、搜剔作用，把一些藏得很深的病邪给搜刮出来，很多疑难杂病，都是这些病邪在作怪，"痰"和"瘀"是最主要的病邪形态，久病多虚、多痰、多瘀，这些痰交织着瘀，就钻进了"骨骱"里边。像蜈蚣、全蝎、水蛭、僵蚕、地鳖虫，这些动物药和天南星、白芥子这些植物药最为合拍，可以深入经隧、骨骱，涤痰化瘀。

中医里边说的痹证，相当于现代医学说的骨关节疾病和部分胶原性结缔组织一类疾病，像风湿性关节炎、强直性脊柱炎、肩关节周围炎、骨质增生等，都是风、寒、湿、热邪深入骨骱这么来的。我1989年定下的"益肾蠲痹丸"那个方子，专治风湿病，里边就有7味虫类药，有13味中草药，加起来一共20味，治疗风湿病往往能收到佳效，范围也比较广，是国家级新药，而且全国推广的。

但毒性大的虫类药，像蛇、蝎等，没有功底的医生不敢乱用的。确实，毒性较大的像斑蝥、蟾酥，使用起来应当谨慎，保证"祛邪而不伤正，效捷而不猛悍"，以免产生不必要的副作用。

田　原：看过您的《虫类药的应用》，处处是细节，什么药入到哪一层，前后调配是怎么个过程，说得特别清楚。

朱良春：其实这些作用也不只虫类药独有，草药也有，只是我个人体会，虫类药的效果更为突出，稳定，用起来更得心应手。

田　原：为什么现在很多中医人对虫类药的使用非常非常地警戒，是他们不了解虫类药的生命属性和人的这种亲和关系，还是说有其他的什么原因？

朱良春：主要是自我保护啊。因为他不了解，他只晓得它有毒性，而不晓得它的真正的作用，了解它真正的医疗作用啊，而且有目的地去用，这个还是不会有害的。

田　原：它毕竟还是有情之品啊。

朱良春：对。

田　原：您刚才谈到免疫系统疾病，临床上似乎越来越多见了，谈到生物活性，应运而生的是现代医学使用的生物制剂。这些天我在朱琬华院长这里跟诊，发现很多有免疫系统疾病的人有在使用生物制剂。以强直性脊柱炎为例，但是生物制剂用上之后，开始时候效果很好，后来多数人的效果就会减弱。朱琬华院长曾提到说，我们现在医院里使用的"金龙胶囊"也属于生物制剂的一种。

朱良春：这个金龙胶囊啊，是用鲜活的虫子，保持了它的生物活性，没破坏，然后要超低温的，冷冻、干燥，把它提取出来。而我们现在药方里用的是干燥的，经过炒啊、晒啊等等。这个有很大一部分核心的东西都丧失了。所以这个金龙胶囊呢，效果就比较好一点，但是成本太高了，老百姓使用起来不容易。

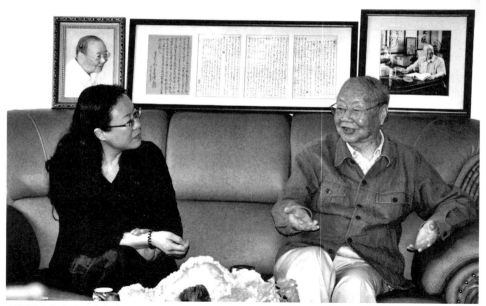

背景图为朱良春珍藏的章次公论书法－友人手书（右），及亲笔志述（左）

2. 肾虚，压力下的"时代病"

田　原：最近一个月，我在良春风湿病医院做访问，跟朱琬华院长出诊，发现很多风湿病、硬皮病等免疫系统疾病的患者，尤其年轻人，普遍存在一个状态：双侧尺脉弱，肾和命门不旺。您行医大半个世纪，在您的眼中，时代性与疾病发生的规律，是不是有迹可循？为什么当下年轻人多发肾气亏损？我们今天这个时代，还有哪些共性的疾病？

朱良春：社会在变，历史在发展，环境也在不断地变，人的心态，精神压力，工作的节奏都同过去不同，所以现在的人内存的正气都比较虚，都是正气不足，也就是老百姓说的肾虚了，消耗太多，所谓透支。

全国大样本的统计，亚健康的人占到75%，75%的人都有不同的疾病，真正健康的人25%。这个当中很多都是小孩子、小青年，到了20岁以后啊，学习、工作的压力就重了，正气就渐渐地亏损、透支。所以我认为，益肾蠲痹、益肾壮督，这是治疗慢性病以及疑难杂症的一个重要的治疗法则。

田　原："益肾壮督"的思想是您在五六十年前就总结出来了，那个年代，似乎是年纪大的人容易肾虚，和现在年轻人的体质怎么能够相对应上？

朱良春：那时候我的药用下去啊，效果相当好。效如桴鼓，现在就是差一些，而且剂量加大了，原来剂量没有用这么大，用一半的量就够了，现在是加大了剂量，疗效还没有50年代的好，为什么？他银行的"存款"太少了，我们要帮忙啊！

田　原：哦！就是透支得太严重了。

朱良春：对，帮不上，就不容易解决问题！最近我有个实践，对这个切脉啊，过去是叫笼统的、整体的，切脉作为参考，现在呢，稍微留心一点，发现脉学确确实实存在的，是客观的，是有物质基础的，不是玄妙的，要静下心来。所以最近一段时间，我的身体需要休息，可也有个别的病人，非要来看一下，有时候一个人，有时候两个人。我脑子里就感觉到，就是两个人，我可以给他安下心来，慢慢地诊脉，因为到医院去看病，病人一大堆，你怎么去慢慢的体会啊？不可能的，只可能大体的（判断），弦脉，滑脉，数脉，就总的这么（切脉），实际上这个寸关尺啊，心肝肾肺脾命门，不会一点不差。

肾得病以后啊，这个病邪必然反映到脏腑上面来。正邪盛衰，病邪的强弱，都在手指下面反映出来。

田　原：这个需要医者静下心来。

朱良春：静下心来。你像昨天那位主持人。夫妇两个，三十四五岁了，结婚了五年，没孩子，现在想要孩子。她夫妻两个人自己到南通来，来找我看病，说我们结婚五年了，没有生小孩，想请您看看究竟怎么来调整。

这个时候我就有充分的时间，而且没有其他人来干扰，我给她诊脉，诊脉了以后我就发现她右边的尺脉几乎摸不到。

田　原：尺脉，命门，几乎摸不到。

朱良春：嗯，所以我就问她，我说你是不是比别人怕冷？她说对的，就是怕冷，特别怕冷，冬天，手脚冰凉，不用热水袋什么东西不得暖的。另外呢，右关，脾，我说你脾胃也不好，当时我说这个脾，她对这个脾不大清楚，我说脾胃就是消化系统，我说你一个不能吃生冷的东西，不能吃难消化的东西，你吃了就一定会胃胀。你的大便呢，一定是软塌塌的，不成形。她说一点不错。

这就是静下心来，它就反应出来，其他方面都好的。女同志不怀孕，经常都是经前乳胀，月经之前一个礼拜，乳房胀痛，月经一来，就不胀了，这个也不怀孕。但是她没有这种现象，因为她的肝脉很好，肝主疏泄。我说你整个情况很好，就是这个命门之火要温肾助阳，所以给她吃附子了。

田　原：给她吃附子了，吃到多少啊？

朱良春：因为现代的人呢，也很娇，你说用大量也没必要，可以慢慢加，小量，开始只用了 12 克，附子、干姜、仙灵脾、仙茅、巴戟天、都是温肾助阳的。我说你先吃，吃半个月，感觉着好，连续再吃。我说三个月以后可能整个阳气上来了，阳气上来了以后，身体的阴阳就会平衡，冲任就会协调，就可以怀孕。

我们说来就是中医的很多东西都是确确实实存在的，问题是有些人认为现在就是靠 B 超啊、CT 啊、X 光才能诊断。事实上，中医的望闻问切有时候超过了物理诊断！之所以有这个问题，是我们中医人没有掌握好技能。所以对中医经典的学习，你要认真地学习。有时候《黄帝内经》里的一段话，甚至一两个字，就是一个阐发点，可以论述出一大篇文章。比方说，为什么《内经》里面，"人中"叫做"水沟"，膀胱为州都之官，津液出焉，气化则能出矣？临床上，看女性子宫问题，看男性的前列腺、生殖系统问题，就在人中这么一块小小的地方，就能看出来，这些问题都写在脸上了。这些东西没人教我们，但是《黄帝内经》里都有。所以说读经典怎么读，这个问题很重要，它是学习与传承中医一个很好的途径。

3. "土花子"献出的绝秘方

"花子",学名乞丐。

在南通市中医院有个著名的"三枝花",即"季德胜蛇药"、"拔核疗法治疗瘰疬"、"新药金荞麦",常人不会想到,这"三枝花"的献方者,在旧社会曾是"花子"。这不禁让人想到另一位民间土医曾提到过,在他家乡的有个乞丐,拥有一种草药,能把人的断指接回去……

民间,是传统医药传承、繁衍的沃土。朱良春作为国医大师,不曾忘却中医药的根脉所在,数十年来,一直关注着民间中医的境况,致力于民间医生、土医、秘方的发掘。

田　原：您给我们讲讲,当初是怎么发现这"三枝花"的?

朱良春：这3位是我在50年代,先后发掘出来的民间土专家,还不算民间医生,没正经学过医,有一技之长,大家都管他们叫"土医"。蛇医季德胜、治瘰疬的陈照、医肺脓疡的成云龙。1954年啊,我和市卫生局的严毓清副局长等,到郊区上新港访问,那儿有位蛇医,叫季德胜,当时他只是流浪江湖的"蛇花子"。认识了以后,只要医院来了蛇伤病人,就邀请他来诊治,一边观察疗效。还去了兴仁,访问了一位专治瘰疬的土医陈照,他那时只在家务农,间歇给人看看病,我们也定期请他来城里,为医院的病员诊治,医院也留心统计疗效。这样一起合作了两年,效果很好,就把两位土专家先后请到医院来工作了。后来,他们两位还被中国医学科学院授予了"特约研究员"称号。1958年,大跃进运动起来了,我带队去农村,参与了大炼钢铁活动,在劳动地的校西大队,认识了治肺脓疡的土医成云龙,交上了朋友,也请他到医院来会诊病人,观察疗效。他后来也获得了卫生部科技成果二等甲级奖。这三位土专家,是我们医院的"三枝花儿",扬名于海内外,被传为美谈。

田　原：您在主流,为什么要关注土医?

朱良春：也是受我老师章次公先生的启发,只问实效啊,因为民间的走方郎中,也有真功夫。俗话说:"单方一味,气死名医。"章太炎先生也说过:"下问铃串,不贵儒医。"这是很有启迪意义的。章次公先生的外甥,朱世增先生,在回忆舅父晚年病重时,曾说过两个未竟的心愿:一个呢,就是搜集散佚于民间有效的单方、验方,使其不至于湮没;再一个,就是整理当代名老中医经验,为后人所用。

我们常说中医学是个大宝库,要我说,这宝库主要有3个方面:一个是历代保存下来的大量文献资料，二个是老中医长期实践积累的活经验，三嘛，就是流传在民间的一技之长的土专家和众多的单方草药。

田　原：土医、土医，土地里生长出来的医生，他们那种来源于"基本生存"的纯粹生命力，很有滋味。

朱良春：过去民间中医呢，章太炎先生就讲过两句话：下问铃串，不贵儒医。儒医啊，你不要过分地重视他，要向下面去，问问这些串铃。因为那些游方郎中，所谓串铃，他有一个筒，放在手上摇。他这个摇，有低的，有中的，有高的。假使这样摇的人呢，那是有很多招了，不是一招。

田　原：怎么摇，往上摇的人？

朱良春：他有一个圆筒，中间放了一些珠啊，把手放在这里，里边是空的，所以摇起来喤啷喤啷响。他这个，这么摇有三十招，这么摇呢，就是有这么一招。

田　原：上中下，那个招就多了。

朱良春：那就能走遍天下。所以这些人啊，他在外面不是随便这么摇的，你有几招，怎么摇，是有规矩的。解放之初，对这些人呢，瞧不起，认为他们是"叫花子"，要饭吃的，在马路边摆个摊子卖艺。那个时候的风气是瞧不起他们。我呢，就发现他治疗有效，有效就是可贵的，那么我呢，当时就注意他，他到城里来摆路摊了，我告诉他：你到中午，到医院里来找我，我招待你。他非常高兴。后来我几次跟他谈话，这三个人当中，季德胜是最了不起的，他很坦率，我说你这里头什么药啊，他说"皇太后"、"鱼见草"，都说的一些土名啊。说了也听不懂。吃好了中饭，酒足饭饱了，他高兴地说我们去郊外。那时候南通一个城，我们这里已经算城外，濠河里头是城内，河外头叫城外。像这个地方原来住的都是一些蓬户，打鱼的渔民。现在全变了。我们就到这些地方，东边，跑着去的。一刻钟就到了野外了，我说什么叫皇太后，什么叫鱼见草？

有的我们认识，譬如蚤休，七叶一枝花呀，一看就知道，什么"鱼见草"啊，我就不认识。后来我们就采集了样本，把它压成标本，然后带到南京的中山植物园，他们一看，茎、叶，就说出是哪一科，哪一种，那么我有一本植物图鉴，商务印书馆的，说它是蓼科或者蓼科里的一种，马上就找到了。最后一找，哎呀，《本草纲目》上都有，只不过他叫的土名，我们不知道，所以他很坦率，都告诉了我们。

我说用多少量呢？他说我没有称的，都是手抓，这个抓多少，那个抓多少，然后我就注意，他抓过的时候，马上去称一下。然后过几天，再叫他抓，基本上差不多，这个是三斤，那个是三斤半。

田　原：哦，他手头有准儿！

朱良春：对。就把他的量给记下来了。他说，因为你看得起我，跟我做朋友，我应该把心掏给你，我全部告诉你。他说我家里是祖传的，他家里边他父亲都是做蛇药的，传给他，他呢，也带徒弟，只传给徒弟，不传给外人。他说你不算外人，是我的朋友。这一点很爽快。那个陈照啊，机灵得很，哎呀，麻烦。就是农民意识。

田　原：那您得费好多的心思才能跟他沟通。

朱良春：经过六七年，他才把准确的方子，剂量说出来，一共7味药。最初说的4味，份量什么的，靠他这个去配伍，配伍了叫他用，他不用。我想着这个里头肯定是缺药。又过了一段时间，又拿出一味，再配，他还是不用，他还是用他的。后来慢慢的，前后一共弄了六七年，最后他把方子献出来。他为什么献方呢？他就是看到政府对他非常关心照顾。他拿的工资，比我们主任医师都多！他有固定工资嘛，享受国家待遇，同国家工作人员一样的，他无后顾之忧了，所以就全部说出来了。

田　原：朱老，最近三门峡来了一个土医，是学物理的，后来他老婆有病，中医西医都没看好，他就自己研究，研究到后来，他研究出一个灌肠法。最多的时候，他说给人灌肠能用到两米长的胶管。糖尿病、高血压通过他的灌肠之后，取得了非常好的效果，他拿着自己做的灌肠器，送到了我这里。您怎么看待这个方法？

朱良春：我还是第一次听到。洗肠啊。

田　原：洗肠，对。他说这个方法很好。就用温开水。他搞了一个特别软的管子。他说了一个细节，我觉得比较有意思，他说有些人，重病患者，糖尿病或者高血压患者灌了一个月之后，前边最早进去的那一段塑料管已经被腐蚀硬了。以后就剪掉它，然后再用一个月，又硬掉了，就是这样。

朱良春：他用什么灌？

田　原：用浇花的那种压力塑料壶，在塑料口上粘个管子。

朱良春：这个洗肠的问题，现在美国很多人都在自己洗肠，自己有个塑料瓶子，软的，把温开水放在里头，插在肛门里头，自己往里面灌。每天洗。我有个美国朋友，他送了两个给我。他说希望你洗洗，能健康长寿。当然要灌到那么深啊，两米的话，水的量就比较多了，哎哟，乖乖！

南通采访随记二

2012 年 5 月 1 日

　　不知道是什么的安排，这次南通和朱老见面，老人家谈到了广东民间中医董草原，并评价他是一个奇人。大哥朱晓春说，老人家还读了关于董草原的几本书。这些事情董草原并不知晓。只是得知我们在南通采访朱老，竟然自作主张从上海赶来，执意要见朱老。他到了南通，而我已经赶回了北京，15 天后，我再次赶回南通，在朱琬华院长的安排下，这个现代民间土医走进了朱老的宅邸。朱老微笑着迎接我们，介绍到董草原的时候，两个人的手拉到一起。这一次，国医大师和民间土医的见面留下了珍贵镜头。

　　两位都有他们独特的身世背景：朱良春是宋代大儒朱熹的第 29 代裔孙，董草原是汉代大儒董仲舒的后人，而董仲舒的老家，也恰恰在南通这一带。我们曾经在广东化州丽岗镇的董家祠堂里，看到过一副对联："江都派出无双族，湖广分来第一支"，横批是"修祠立道"，因为董仲舒后来辗转到了湖广这一带。这副对联，是在董家祠堂中几百年流传下来的，好像是出自哪位皇帝的手笔。

　　寒暄之后，宾主落座。董草原坐在椅子上，仍然赤脚踏一双拖鞋，但不再摇摇晃晃，朱老说出的每一句话，他都在认真倾听。

　　董草原近 70 岁，朱良春 96 岁，两代老人言谈甚欢，这两位中医人，朱熹和董仲舒的两位后人，都是硕果仅存的，千年文脉在这两人身上牵延着。今天，他们虽有不同的境遇，主流与民间，却都是走过了一条艰难、坎坷而不平凡的中医之路。谈话非常愉快，董草原提出了一个问题，也是最近这些天一直困扰他、温州一位癌症患者头皮痛的问题，这个症状他屡试而不得解，向朱老求教。朱老想了一想，说："用白附子。"董草原一拍大腿，恍然大悟："对呀、对呀，白附子能够去头面之风。"随后，董草原又详细介绍了一下这位癌症病人的发病过程及治疗进展情况。大家都感到这个病人治疗的时机已经有些晚了，也由此，大家愈发体会到：如何把疾病控制在未发生之前，所谓"治未病"的重要性。

　　朱老说，"治未病"不仅仅是一个医疗行为，不仅仅是在国内开一些治未病的诊所或中心，更应以此掀起一个全民健康的教育运动，真正把疾病控制在发病之前，才符合中医传统对于"治未病"这个理念的看法。

4. 读《伤寒论》关键是"心悟"

田　原：在寻访中，我有一个感觉，我心里面，民间中医和主流中医一直在较量。当然民间有很多局限性，或者"妄为"和"小农意识"，但感觉一些主流中医也让我有些许失落，当他照着书本说事儿的时候，我找不到有滋味的"感同身受"。比如有些人就会告诉我说，不知道自己开出的方子什么味道，还有很大一部分中医师，只知饮片而不识草药，等等吧。都有很大局限性。

比如对《伤寒论》的理解，我问为什么仲景只给了方法，而没有理论？有主流的中医人告诉我说：古人是君子敏于行，讷于言，是不表达的。

朱良春：《伤寒论》啊，过去叫一百一十三方，实际上是一百一十二张方子，三百九十七条，从字面上看呢，没有一条是说理论的，不是症，就是方药。事实呢，三百九十七条，没有一条不在讲理的！问题是你怎么去悟，心悟。现在的这些人都是从字面上望文生义，而没能深入。《伤寒论》每一个字每一句话都有深刻的道理，我们就是这么一带而过。事实上，真正研究张仲景书的人就能深有体会。

田　原：对于经方，历来不乏有人研究，占了中医理论研究的半壁江山，那么，研究到了什么程度？

朱良春：应该说现在真正能深入的人不是太多。有些人搞经方，也运用经方，可能会把经方运用得比较灵活，但是呢，我感觉有些人在剂量方面还是有差异。这个也是为了安全起见吧，自我保护。

田　原：您是每日必有一得，最近所得给我们分享一下？

朱良春：最近，我正在看一本很好的书，是关于内证，内观的，作者叫"无名氏"，不是中医人。他那个有透视功能啊，能看到内部的整个经络，气血运行的情况。这个人在西安，他写了一本书……《内证观察笔记》。我还没看完，我的一个学生寄给我的。

他已经具备这种功能。就是你要练功啊，要静下心来，要排除杂念，你像我虽然是不把名利放在脑子里头，但是你要排除杂念，要静下心来，说起来很方便，做起来也很难。像那个无名氏啊，他已经到达这种程度。

田　原：这本《内证观察笔记》已经发行了数万册。其实这个叫无名氏的作者，他和我一样姓田，田健，在一个省的政协工作，多年关注中医、思考中医，而且自己在内观上做了大量的体会和实践。说起来也巧，我和田健相处很好，前年，他特意到北京来找我，来见见面，说说话，缘起也是读了我们的书，也是因书结缘。他确实做得很好，当时给我留下深刻印象的不仅仅是他著的这本书，更是分手时他说的这么一句话："这个人啊，什么时候能够把这个'名'给戒了，那就好了。"

他自己更是从这本书开始戒了名，署名"无名氏"。现在他在做儿童的中医文化启蒙教育工作，是公益。很了不起。

朱良春：这个人四十几岁啊？

田　原：已经五十几岁了。

朱良春：这个人了不起，他有一个老师，这个老师，当然是很高明的。他经常有问题就到老师那里去，在老师那一待就是一二十天。老师呢，话不多，待上个十几天，说了十句话，完全就是心对心在那里交流。这个就很难，高层次的。中医传统文化这个东西，博大精深，内涵的东西太多了，我们这些人啊，像那个书上说的，比如说那个经络运行，我们知道的只是1%，绝大部分的很多东西啊，我们还不知道，却都是客观存在的。

这么一说，我们就感觉到惭愧啊！作为一个中国人，作为一个传统文化的继承者。我们再看一下外面的这个大千世界，浮躁，自以为是。自我扩张，无限大。实际上是渺小得很。哎呀，所以这样一看呐，感觉到惭愧呀！明代的张景岳说了四个字：学到知羞。学习到了一定的高度，就知道自己不足，就有羞耻心啊！

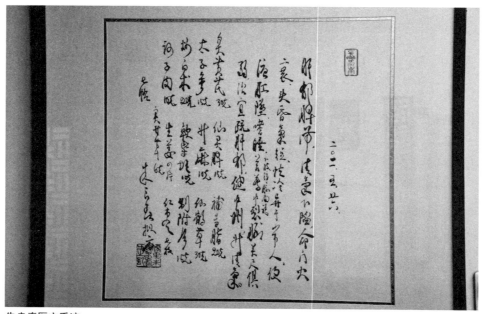

朱良春医方手迹

南通采访随记三

2012年5月16日

想听朱老谈谈儒学、理学，作为朱熹的后人，老人家一定有他独到的理解。

其中，在龙砂医派这一块就有着不少精彩的故事。

宋末元初，江浙一带有位大学者，陆文圭，通经史百家和天文、地理、律历、医药、算数等学问，他就在龙山和砂山——江阴华士镇的两个小山——讲学50年。

由于名气大，吸引了上海、江浙一带的学子们纷纷来拜师、听讲，渐渐地，在龙砂，在江阴这一带，形成了一个深厚的文化氛围。在这个基础上，听他讲学的这些门人，有的开始世代从医，才形成了龙砂医派。

而朱良春又是龙砂医派传人，又是朱熹公的后裔，包括朱良春的太老师章太炎先生、老师章次公先生，都有国学和医学渊源……

先前一直没有联系起来去谈，现在有必要请朱老细致地梳理一下……这里边会有很多意味和史料价值。

朱老的医学思想来源很丰富，比如童年接受孟河马派，接受过龙砂医派，拜师章次公先生，又听过章太炎先生的讲课——我估计当今医家听过章太炎先生现场讲课的可能独此一人，没有第二人了。

这样就有了第五次拜访朱老的契机。

但是，我们也非常在意朱老的时间，不想让他太过辛苦，老人家声音有些沙哑。朱晓春先生事先也一再提醒我们，让我们心里很有顾虑。

他说老人家讲话时间长了不行，所以要严格限制他说话……但朱老一谈起来，就不好打断了，一回到中医的世界里，老人家就有些兴奋，就这样，我们谈了3个多小时。

谈到中间的时候，朱老用方言和五女儿说了几句话，我们听不懂。不一会儿，这位姐姐拿来了南通一绝，新烤的一种芝麻饼，一人一个，给我们做下午茶。那个饼好吃，至今想起来口齿留香，面上是芝麻，里边是萝卜丝的馅，但是烤的颜色、焦脆的口感，做工的讲究……朱老给我们介绍，这是南通当地的一道名吃，这家人每天做一袋面，做完就收工，必须赶在这个时间点上才能买得到这个东西，拿来招待客人。这些事，老人家都记着，看我们吃得开心，老人家很是高兴。

5. 朱熹公的理学思想是一个高峰

赵中月：朱老，有这么一个话题啊。我这段时间在医院里边读了点东西，浏览了一些文献，然后我发现有一个什么问题呢，我觉得在您身上，集中了这么几条历史文脉：从朱家的先祖，朱熹公这一块，宋明理学，咱们说二程啊、朱熹啊，理气之说，到后来王阳明的心学，您是朱熹公的后人，理学对您的医学思想是有影响的，这里边有脉络可寻。

比如说像章太炎，他的医学思想，包括对经学以及医学的研究，是一代大家。那么他的一些思想，尤其是医学思想，又传到了章次公身上，然后章次公又到您这里。这条文脉，实际上，它是存在的，是贯通下来的。

现在医界内外都知道，您是朱熹的后人。大家仅仅知道这一点，实际上朱家是有家学的，这个家学在您这里，仔细梳理的话，是能找出一些脉络来的。所以就想请您聊一聊关于朱熹公的一些思想，您对他的一些看法。因为这是一脉相承下来的。

朱良春：你谈的这个问题，很重要。我作为朱熹公的后裔，第二十九世后人，我自己感觉到很惭愧，对我们的先祖的学术思想，继承得太少，他的书啊，我们读得太少，所以在这方面呢，我感觉我们太肤浅了。

我们家里，因为朱熹原来就是安徽婺源，后来婺源划分给江西了，我们的老祖宗，就是从安徽过来的，在第八世，就是朱熹的第八代，从山东就到了镇江，到了丹徒。我们在镇江儒里镇，儒学的"儒"啊，为什么叫儒里镇呢？就是读书的人比较多。那里本来有两个祠堂，一个老祠堂，一个新祠堂。现在新祠堂呢，因为它房子比较新一点，改造成了小学校，老祠堂呢，还保留着在那里，我们前几年啊，全家又到那里去过。

赵中月：回儒里镇参拜朱家祠堂的时候，可否请晓春兄给我讲一讲？

朱晓春：大概是 2009 年的事情。前一段时间朱家的宗族里面，有几个老人，要把朱家祠堂修缮起来，一直在筹款，那么自然会想到我们。我们当时凑了有一万块钱，一家出一千，我们 7 个儿女，一家一千，父亲三千，这不是一万块钱嘛。

赵中月：这个祠堂里边，应该是从朱熹公开始的吧，有族谱么？就是纪念朱家的先祖。

朱晓春：朱家那个祠堂，是纪念朱熹公，同时纪念这个……父亲刚才是说八世孙，八世孙过去，但是我记得我在祠堂里看到的是六世孙。

赵中月： 更早一些。

朱晓春： 朱熹公的六世孙，过去了以后，在那定居下来，然后繁衍起来的，带着族人在那繁衍起来的。

祠堂里面有一块大匾，大匾上面写着"闽婺同源"，有这么一块大匾，字写的很有力道！把这块匾也修复了，正在准备往上挂。同时，庆祝这个祠堂修缮完毕的，还做了几块匾，就是在朱熹公的后人之中，取得了特别成就的。其中呢，父亲在医学方面取得了很大的成就。其中还有一对双胞胎，父亲好像是铁匠，培养了一对双胞胎，这对双胞胎在美国留学，回来了以后，一位在上海的银行里面，是经济学家。还有一位是……反正是在部队里，官阶也是比较高的，做到少将以上了。有这么三个人，把这三个人都做了大的匾。

另外还有一位呢，是女的！以前，根据祖先的那种思想，女的是不入祠堂的，因为她都外嫁了嘛，都嫁出去了，跟别的姓，而且本族之内是不会通婚的，不会姓朱的女儿嫁给姓朱的男的，所以女的基本上是不入祠的。但这次有一个女的，我想想，好像是北京科委还是科协的一个主任，姓朱，原来是云南白药制药厂的厂长，这人也是很了得，很有成就的，所以给她也做了一块匾。

赵中月： 给朱老做那块匾是什么样子的？

朱晓春： 很大，都是红的，描的金字。给父亲做的，上面提的什么，现在印象不是很深了。四个人都提了字，印象不是很深了，看了照片就知道了。父亲是在一进祠堂大殿的右手，左手是兄弟俩，旁边还有那个女的。

赵中月： 除了这个祠堂之外，朱熹公还有他的故居和祠堂么？

朱晓春： 那些房子都已经破败不堪了。特别是我们家，我们家的房子原来也是像一个大四合院一样。我是在十岁那年，跟父亲，坐小船舢板从码头上摇到大船，大船靠不了岸呐，也没有那么长的码头，就是靠小的码头上舢板，舢板摇到大船上，才能坐上现在所谓的大客轮，然后才能往武汉去，往武汉去停靠镇江，从镇江那下来。那一年，和父亲过去，坐船是到上海，从上海坐火车到丹徒下车，然后再坐小车，就是人力车，人推的那种独轮车，坐到农村，回到乡下。那是我出生以后，第一次返乡。那时候是为了把祖父的灵柩下降，祖父的灵柩一直停在南通的镇江会馆。

南通有一个镇江会馆，都是镇江那边过来的人，在南通殁了以后，然后灵柩就全部停在这个会馆内。会馆的地方，换成现在已经在是市中心了，当初反正就是在西门外面很远、很远的地方，很荒凉的地方。后来把会馆解散，灵柩就不能再放了，就把灵柩用小船运回到家乡，然后准备要入土。是那个时候父亲带我回去。

赵中月：这个祠堂……其实就是对朱子啊，对朱熹公，现在的重视程度还远远不够。这样一个大思想家，现在他的故居，他的祠堂，其实都应该由地方政府来保护。

朱晓春：是呀！地方政府应该是……哪怕就把它开发出来作为一个非物质文化遗产，就是作为一个文化景点都可以呀！

赵中月：现在连古代小说里的人物——什么武松潘金莲之类的，各地都争着建景点，而像朱熹公这样的大思想家却无人顾及……真是可叹！这个家谱是从朱熹公那儿开始立的，一直传下来？

朱良春：对。所以这个有这么一个渊源，但是我们呢，就是学得太少了！小时候虽然上了私塾，私塾老师带着二十几个学生。我在那里读书，读了 5 年左右，惭愧得很，只能叫启蒙，没有很好地读。比如《大学》、《中庸》都读过，只晓得背，老师也不解释，就是拿一个木板的书给你圈一圈，你就是死背，背诵。所以我的国学基础没有打得很好，没有系统地学习。后来学医了，医书实际上就是很好的古文，对中国传统文化的接触慢慢就多一点。做了医生，也在工作当中自学，慢慢地积累。

不过朱熹公的理学思想，确实是了不起的。在孔子以后，我认为他是一个高峰！虽然二程同他经常辩论，他们那时候也办书院，经常辩论。"明心见性"啊，这些方面呢，还有一个《朱子家训》啊，不是朱伯庐的那个，朱熹的那个。教人做人的道理啊，这些都是非常好的。所以宋代以后，这些皇帝，统治者啊，就宣扬孔子的，宣扬朱熹的。

赵中月：以前的历史教科书，对朱熹的评价是不公的，认为他的哲学思想是统治者作为统治工具的。

朱良春：对，就变成统治者的工具，恭恭敬敬，循规蹈矩，不敢越雷池一步。可是呢，是他教人啊，要修身养性。克己呀！过去不是批评孔子，克己复礼呀？这个就是教一个人规规矩矩，老老实实做人，我感觉真正按照朱熹的理念来治理社会啊，这个世界是真正的可以达到和谐的。

赵中月：只是在明代，理学盛行起来，统治者抓住了其中的存天理、灭人欲等思想，推崇尊古重礼，将理学肤浅地应用到政治统治中，大肆宣扬，以愚化百姓，从而达到专制集权的目的。

朱良春：比如他没有野心，包括去拉掉别人的那种心。在这方面我感觉到朱熹教人要好好的做人，做一个真正的人，不虚伪，求真务实。这是他一贯的思想。

赵中月：很长一段时间，一个是对董仲舒，一个是对朱熹，用咱们所谓的历史唯物主义观点，去评价这两个人，认为他们是主观唯心主义的哲学观。

其实儒学这块啊，孔子以降，到朱熹，把儒家的一些重要的理念进一步地深化了，和人们的生活密切相关。去年有一个韩国的留学生，他批评我们，就说中国人，所谓的汉人，很多家谱都没有了。这个留学生20多岁，他们家居然从他到他父亲，到祖父，曾祖、高祖……韩国他们祭祖有个风俗，必须得祭四代。

那么我发现，这四代人，再加入他这个人，进入五代。其实这个是什么呢？就是朱熹公当年确定了一个观念，叫五服观念。中国老百姓都知道这个观念，出没出五服啊，这个亲属没出五服，就是很近的，是直系，这个都是当时朱熹公确定下来的，已经作用于中国人日常生活伦理当中。

去年五运六气的研讨会在江阴召开，您给写了一封信，那封信写得让我看了很感动！您对这个五运六气的评价，指出五运六气学说现在已经大部分都被遗忘了，而这是中医，或者说古中医一个最重要的源头思想。那么我理解，所谓运气学说，里边关于"气"的思想。这个源头还在理气学说。江阴是清代的一个学术重镇，而江阴龙砂医派的"命门相火"之说，就是从理学的太极图里衍化出来的，您认为自己是龙砂医派的一员，他们对此很骄傲的，在江阴那个致和堂里边，您的手书挂在显著的位置上，并列的是致和堂创建人柳宝诒先生的手书。所以我说这条文脉传下来了，都集中在了您身上。

朱良春：这个运气学说，确确实实是了不起的！它能知道未来，过去嘛，已经过去了，都知道它能知道未来，能够预测，不光能预测气候，而且还能预测很多的疾病和自然灾害。运气呢，强调的就是天人合一，人与自然相互对应，人离不开自然，自然界的变化会影响到人，所以这个运气学说是客观存在的。

历代有很多的文献记载，真正懂得运气学说，运用运气学说的，都能知道未来的自然界的这些变化。所以在这个方面，我感觉到我们的祖先太伟大了。

　　江苏省五十年代，省卫生厅厅长到南通来视察我们医院。我谈了中医的一些内涵的东西，他当时讲了两句话，我认为这两句话是对中国的传统文化，包括中医中药最好的评价，他讲说：伟大的真理，科学的预见！他说有很多东西啊，到现在还没弄清楚，古人在两三千年以前就在书上说得很清楚了。所以他当时归纳了这么两句。评价我们的中国文化，包括中医药都很恰当。

　　现在对于运气学说，就是最近一二十年，以顾植山同志为首的在搞。这个也说明了我们国家的领导人，特别是卫生部是比较重视的，所以他的课题，有一个国家课题，运气学说的研究，列为国家的重大课题，这个就是了不起！他们那一帮子人啊，就是他们那个学科团队的人啊，都是隐姓埋名，埋头工作，不计名利。这个了不起！因为这个太枯燥了！太深奥了！你弄个三个月、五个月，弄不出东西来，必须要花大力气，艰苦的工作，才能有所得。

　　田　原：我跟着顾植山教授出诊的时候，他把五运六气技能方面的东西运用到脉学上了，他在给人看病，脉诊的时候，就给人用运气的东西来看。我觉得他把那种高深的理论，落到临床实际上来了，这个是不是将来对指导中医人来对付疾病，认识疾病的规律和自然界的规律有一个很好的指导性的意义呢？

　　朱良春：这个肯定的。但学起来会很难，掌握起来很难。需要下功夫。

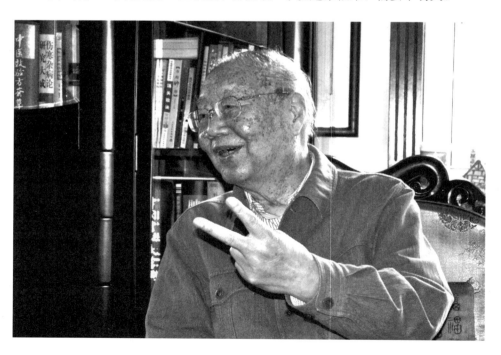

6. 太极只是一个"理"字

赵中月: 朱熹公一生以儒立身,修齐治平,这一份为人处世的人伦主线,在他这里还和"太极"连上了,成了"天理",我想,这个"理气结合,构成天下万物"的社会观,甚至说宇宙观,其实和中医之道是很贴近的。

朱良春: 对"理学",朱熹公有种开创性的认识,他曾说过一句话:太极只是一个理字。"理",说的是天地万物之理的总体,和现在西方说的"真理",我觉得是相近的一个大概念。

田　原: 比方说,溪边长出的一棵青草,亲水又疏水,有自己的性格,能入药,清热利水,这看起来好像只是中药学知识,其实它表达的是"理",在溪水边生长起来的生命,它自然顺应了这个环境,应用这个环境,就有它的内在逻辑,这是对"理"一脉相承的生命之能。推广到动物、人,甚至社会人伦、宇宙运行规律,都是一样的道理。所以说"人人有一太极,物物有一太极",每一个人,每一件物,都具有完整的理,也就是"理一"。

朱良春: 大家总说"尊重",尊重别人、尊重动物,认为这是一种文明修养,我想啊,还可以有更多内涵:尊重每一个太极,人和物都有他(它)完整的太极,有这个认识,和谐才有了真正的基础。

赵中月: 当年出现了有名的一场争论,中国思想史上有名的"鹅湖会",朱熹公和陆九渊,他们对"世界的本质"这一命题,看法不同。

朱熹公认为,在超越于我们眼前的现实之上,宇宙存在一种标准,是人们一切行为的标准,即"天理",是世界的本质,只有去发现和遵循天理,才是真、善、美;而破坏这种真、善、美的,恰恰是"人欲",为了穷尽自身的欲望,人们会生出狡诈、悖逆之心,泯灭天理。所以他就提出了自己的主张:存天理、灭人欲。要想顺应天道,首先就要"明天理",怎么明?格物穷理。陆九渊呢,他认为人们的心里,先天就存有真、善、美,主张"发明本心",让人们自己在心中去发现真、善、美,达到自我完善,而不是通过格物的途径。

田　原: 一个从客观求,一个从主观求。

朱良春: 这就是"理学派"和"心学派"的辩论由来,一个是客观唯心说,一个是主观唯心说。

赵中月：您一生做的是中医工作，应该说，在某种程度上更多继承、融合了这二种思想的观念。（笑）

田　原：让我想起由来已久的"理性与感性"之争，其实它们的目的是一样的，应该说是殊途同归的。严密的科学推论，和诗人电光火石间的一个灵感，它们有一种"通感"。

赵中月：但是呢，很现实的一个难题是，对于感性，人们常无从把握，理性呢，给了我们做事情很现实的扶手。"格物致知"，也并不全是凭借现代所说的理性、逻辑，不是这样的，它更多表明的，是一个求真知的方向，走出去，在天地间，向万物学习，而不是全凭内心做文章。朱熹公当年在潭州，现在的湖南长沙，修复了岳麓书院，在讲学中就很明确了一个思路：穷理致知、反躬践实、居敬。三大主旨，有一个物我相印的过程。我后来到岳麓书院去看，还供奉着当年朱熹公讲学时坐的那张椅子，象征性地保存着一脉文香，但是今不如昔了。

田　原：王阳明的知行合一来自于朱熹公的思想启发。他曾经说："吾平生所教，只致良知三字。"致良知，就要通过知行合一。

我觉得，致良知其实就是照镜子，就是深夜的自省，就是和心灵的对话。在这个时代，良好的知觉格外需要恢复，而不是追求物质的繁华生活。

朱良春：你这个"恢复"说得挺好啊。其实，我们先人已经在这条路上走很远了。

赵中月：朱氏家族对后代的教育，有什么秘传？

朱良春：朱熹公谈过"小学"和"大学"教育，孩子从一个小婴儿，长到青春期，再到青年，不同的时候，应当教授的东西、教育的方式都是不同的。

那时说的"小学"和"大学"不是我们现在说的这个意思，8～15岁算作小学教育阶段，这期间，教导孩子，是开启"圣贤坯璞"。孩子还小，智识未开，思维能力还很薄弱，不能教太多让他们"钻脑子"的东西，更多的是"学其事"，教他们怎么在行走坐卧、日常起居中，通过具体的做事情，懂得基本的伦理道德规范，养成一定的行为习惯，一边呢，学一些基础的文化知识技能，比如小孩学写字，都从描红开始呀，很基础的、需要重复练习的东西。15岁以后，开始大学教育了，"坯璞"的初步雕琢完成了，就要打光加饰。小学教育重在"教事"，大学教育重在"教理"，让孩子们感兴趣，去探究万事万物背后的道理。

田　原：我觉得这个区分是很客观的，很尊重人的成长生理。孙思邈在他的《千金翼方》里特地纠正了"望子成龙、望女成凤"的育儿观念，他说，这种传说是周文王父母的胎教法，并不适合于普罗大众，大众该有大众的"中庸育儿经"，在孩子长到10岁以前，一定不能苛刻地要求孩子苦读念书，孩子那时的承受力是很弱的，身体还需要大量的精力完善发育，压力太大，孩子心惊胆颤。

朱良春：我在临床上也见到过一些智力早衰，甚至出现脊柱问题的年轻人，他们中大多年少就聪慧过人了，但智力的过早调用，使得他们的身体没有发育完善，长大后表现出了一些缺陷，这是得不偿失的。所以说，10岁以前的孩子，不应当学过于精细的东西，对他们的生长发育是一种负担。现在流行的有些早教项目，做父母的要三思啊。

田　原：这里边有一个"身体学"在，确实很多人不得其门而入，有些育儿经验只是坊间流传、道听途说，其实根子还在"生命学"上。

朱良春：所以啊，不是学问好的人都能做良师的，"师"有"师"的传学方法，朱熹公培养了很多人才，还传下来一个很有意思的"朱子读书法"，有六条：循序渐进、熟读精思、虚心涵泳、切己体察、着紧用力、居敬持志。古代的书是珍贵物，带有字的纸片都不能随意丢弃的，这种对知识的珍重，是现代人远不能想象的，古代很多村子里都设有焚字炉，或者惜字楼、圣迹亭等，一纸一字来之不易，即便是废纸，也要收集起来，到这些特定的地方焚烧成灰，取义"过化存神"。这种感念圣人的居敬之心是德才兼备的基石。自然地，读书就不是随便的事情，现在出版的书很多，可能很多人已经感觉不到这一层敬意了，很可惜。朱子读书法，既是对著书人的敬意，与著书人的沟通，也是一个自我勉励、激发的心路。

田　原：很宝贵的先人遗珍，用心良苦。

有很多人没有认识到这一点，觉得我有技术，我就有了一切。实际上技术跟德行比是第二位的，德行应该放在首位。就是说有好医德的人，才能有好医术。

朱良春：对，他才能真正把中医的精神掌握到手。过去的老医生有这么两句话：道无术而不行，术无道而不久。道就是医德。你虽然有一定的技术，但是，没有医德、品德也不能长久和深入；当然，尽管你对自己要求很严格，做人很端正，但是，没有技术也行不通。

田　原：这句话到今天仍然是至理名言。

朱良春：所以我们总是在讲：必须把道放在前头。

7. 章太炎先生对 "五行" 的成见

赵中月： 您再说一说，章太炎他的一些医学思想，包括章次公先生师承他的是什么？

朱良春： 这个里头，还是蛮妙的。章太炎先生呢，是不修边幅的，放荡不羁的。我在苏州读书，1936～1937年，他呢，那时候在苏州办了一个国学的讲习班，带一些研究国学的人，因为他也懂医，所以我们那个国医专科学校，就聘请他为名誉校长，每学期啊，开学的时候，都要请他来，训话！就是事先来同他说好，他还蛮高兴的，能够同医学界的后生见面、谈话，他很高兴。当然要用专车接他来，两个人，他那个时候已经七十多了，两个人夹着他，慢慢地上台。

田　原： 他个子不高，是吧？

朱良春： 中等个子，留了一对小胡子，就是羊角胡子。

田　原： 穿的长袍马褂么？

朱良春： 对。那个时候是穿长袍马褂。他有一个书童照顾他。上了台以后啊，一边是一个茶杯，一边是一个吐痰的痰杯，再有一头呢，是个香烟。那时候的香烟，是一听一听的，铁皮罐子，这么装在里头。他呢，上了台之后，向台下看看，看看以后，"阿嚏"！书童就拿痰盂过来，给他吐出来，吐了痰以后，烟也是书童点好了，送到他嘴里，吮两口，他又把它放下来，书童再把茶杯拿过来，喝一口茶。

赵中月： 他吸一口烟，喝一口茶。再吐一口痰。呵呵。

朱良春： 三个一，这叫水火既济。（笑）然后呢，再讲一句到两句话，然后又是吐痰、抽烟、喝水，轮流着。我们那时候，学生全校有两百多人，坐在下面，鸦雀无声，而且都是正襟危坐，目不斜视。大家也很自觉地对他保持这种崇敬。因为大家都是对他非常尊敬的，所以不敢随便说话。在这个过程当中呢，因为他讲的是杭州那边的余杭话，他是余杭人，那时候听不懂。

赵中月： 他不会说官话，还是方言？

朱良春： 还是方言。而且他有严重的鼻炎，鼻音很重，再加上这个方言，基本上听不懂，我们就是看到这么一个大的学者，领会他的神韵吧。就这样子，大概讲半个多小时。

他讲话大概的意思是什么呢？听不懂，最后就是《国医杂志》上面登出来。他每次都是讲一段他对中医的一些看法。他的是中医革新派，他对五行有看法。

田　原：有成见？

朱良春：嗯。他认为五行，是个机械唯物论，金克木，木克土，土克水，水克火，就这么循环。

赵中月：他这个有点狭义上的理解五行了。我插问一下，太炎先生的老师俞樾，教太炎先生，主要是国学方面的？

朱良春：国学。

田　原：没教过医学？

朱良春：没教过。

田　原：那就是说太炎先生的中医学是自修的？

朱良春：自学的，完全自学的。

田　原：而且太炎先生可能就唯一收了一个章次公这样的中医弟子，其他都是国学的多，经学啊，子学啊这些方面。

朱良春：还有，陈存仁也是，就这两位。后来到苏州了，因为要求他讲学的人多，上海那个地方太闹了。他在苏州买了一座房子，他就在国学讲习所讲课。也在苏州。他的儿子，后来大概有十七八年，我在南京金陵饭店，那个老板是苏州人，章太炎的儿子不是当年也在苏州么？一个朋友请我到金陵饭店去吃饭，和章太炎的儿子还有那个老板一起吃饭。我说你的父亲是我的老师，又是太老师，他哈哈大笑。我说是双重老师啊！

田　原：朱老，从章太炎先生关于存阴阳、废五行，到章次公先生也有这个主张。时间过去这么久了，这几十年过去了，现在这也是医界的一个悬案，那么对于这个问题，从您现在的眼光来看，怎么看待您两位老师的观点？

朱良春：客观地评价一下。我感觉到就是中医的这个问题啊，它是一个理论体系，整个的一环扣一环，一环扣一环。至于五行呢，就目前来说，还有利用的价值。当年章次公先生的文章里头，也不是那么反对，而说的是"商榷"。

田　原：哦，五行可以商榷。

朱良春：嗯。所以我认为从目前的这个情况看呢，五行可以保留，因为古代的书，里面都是阴阳五行。

田　原：朱老，您说这阴阳五行和五运六气也是一环扣一环的关系？

朱良春：那都有关系。所以这个东西嘞，你不能把它一下子废掉，但是章次公先生，包括章太炎先生，他们是认为医学应该革新。他是一个想革新的观点。要踏破这么一个框框，要跳出这个五行的圈子，辨证论治。比如张仲景的《伤寒论》、《金匮要略》，就从来没有提五行。他都是方证结合，所以他就不是用五行来指导用药的。

田　原：可以说，疾病的问题和其他社会问题一样，有各家的学派，条条大路通罗马，不仅仅只有一条是真理，有很多路可以走？

朱良春：对。

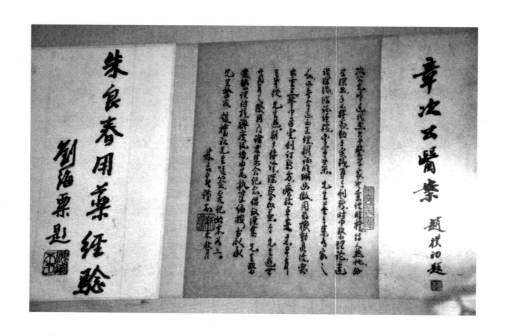

8. 用"因明学"研究仲景，可以更加深切

朱良春： 说起来章先生的父亲章哲亭，还是前清的秀才，曾经留学日本，加入同盟会，是革命先烈赵伯先的部下，后来参加辛亥革命。章次公先生幼年即开始练武习文，后来进入了丁甘仁先生创办的上海中医专门学校学中医，1925 年毕业，又师事经方大师曹颖甫先生、师事国学大师章太炎先生，研习国学，学习梵文，并深谙印度的"因明学"，又在太炎先生的引导下接受现代医学，深得章太炎先生赞誉，称赞他：次公胆识过人。

赵中月： 这么说来，次公先生的治学之功，还真是得益于章太炎先生的眼界。古人说，一日为师终生为父，这一份心智上的开启，有如重生。

朱良春： 在当时的环境下，章先生成长为一代名医，是有多方面原因的，我觉得，其中很为关键的，就是他师从章太炎先生之后，找到了一个很好的治学方法。

次公先生回顾跟随太炎先生学习时，说过这么一段话："我从前问医于太炎先生的时候，先生指点我治医之余，如能对印度因明之学加以研究，当有助于察事辨理；如能用印度因明学的方法研究仲景的辨证用药，可以更加深切。学问极则在舍似存真，因明一学，乃印度教人以辨真似之学也。吾国医学发明之早，比勘世界医史实居先进，汉唐两代，注重实验，已向科学之途迈进。金元以后，医家好以哲理谈医，以邀文人学士之青睐，于是玄言空论，怪诞不经，满纸皆是，亘千年而其流未息，其为害非浅鲜矣！"因明的主旨在于求真。古印度的人，给因明下了一个定义：考定正邪，研核真假的方法。正是树立了这么一个客观的求真态度，章先生对现代医学、民间验方和仲景经方医学一视同仁。

田　原： 这么说来，章先生的行医用药，也必然是求真为务的。

朱良春： 章先生，人称"章本草"啊，用药也是很务实的，对很多常用的草药，有自己独到的看法，对一些不被医家重视的药物，他却用得很灵活，一切用疗效说话。我钻研虫类药，最早就是从章先生这里起步的。他的临床经验非常丰富，用药风格泼辣，处方以廉、便、验为特色，救治了无数危重病员，深受广大平民的尊敬和爱戴，在上海素有"平民医生"之赞誉。

田　原： 时隔多年，对恩师您有什么样的评价呢？

朱良春： 章次公先生这位前辈是了不起的人，是杰出的不可多得的一个中医人才，风骨铮铮，品格高洁，培育后生不遗余力。

记得上海沦陷之后，他的生活比较窘迫，但是他拒绝敌伪机构委任的重职，并声明说：宁可全家饿死，也不当汉奸。后来参加抗日救亡运动，还资助几位热血青年去敌后参加革命。

抗战胜利后，国民党当局崇洋、崇美，歧视中医，甚至采取了一些取消中医的政策，他对此深恶痛绝，对家人说：国民党不亡是天无理，中医如亡亦天无理。

田　原：风骨洒然！解放之后，章先生的境遇如何？

朱良春：他呀，古人说得好：有大德者方有大能。他对中国传统文、史、哲、医均有精深研究，著有《药物学》四卷，可以说多发前人之未发，补古人之未逮。解放后他应邀进京做了卫生部中医顾问，全国政协委员，给首长们看病，毛主席、周恩来、朱德、邓小平等领导人都找他看过病，1956年毛主席曾两次与他畅谈中医学，从晚上六点多钟开始谈，一谈就谈到天亮，通宵达旦。午夜吃小米粥、窝窝头等食物当夜餐。

赵中月：毛主席跟他谈什么？

朱良春：毛主席跟他谈中医学术源流，主席中医书籍也读得很多，主席不能理解的就问章先生，结果章先生都对答如流，所以毛主席称赞他是"不可多得之高士也"！那时候中医的政策就是听了他很多的建议，但是后来他受到排斥。因为他不善于跟人说一些虚伪的话，很直接地说就得罪人了。他写过一篇文章，他是章太炎的学生嘛，就从太炎先生论五行那个个案说起，阴阳必存，但是五行是可以商榷的。作为个人的一个参考意见，写成文章了。有人比较保守，认为中医理论一个字都不能少，也一个字都不能多，你作为中医顾问对五行产生不同的意见，就是反对中医，就是反社会主义，性质很严重。

后来卫生部一位副部长说，这个问题不是政治问题，属于学术上的不同看法，可以求同存异。为了缓解矛盾，就把他送到中央党校学习去了，学习马列主义，改造思想。他不是党员，但他学就用心地去学，还写了不少笔记。关于那个事件，他在给朋友的信中附寄了一首古诗，以抒胸臆。

是阳湖赵翼的一首诗，原诗是"双眼须凭自主张，纷纷艺苑漫雌黄。矮人看戏何曾见，都是随人说短长"。

田　原：透着醒世独立的风骨，恩师难忘！多谢朱老，今天谈了这么多，让我们难忘！

9. 儿子眼里的朱良春

田　　原：我听说朱老平常很少吃中药？

朱晓春：他很少吃药。

田　　原：他怎么调养自己？真是像他自己讲的那个，他是经常动么？

朱晓春：动，是一方面。他不是一个爱动的人，只是觉得疲劳了，累了，他会起来摆一摆，动一动，他会这样。但实际上他并不是一个很喜欢动的人。

田　　原：那朱老怎样养生呢？

朱晓春：他平时那些积累，看病，诊脉，那些东奔西跑，不断地讲课，说起来是一种劳累，其实对体力方面来说，它是一个锻炼。

在家中，就是读书，翻书，哦！去查资料，一会站起来，一会又翻书，一会翻到那个书，不停地把书翻过来翻过去，站起，坐下，实际上体力劳动、脑力劳动在同时做，他体力劳动的活也没少干。对于他这样的一个人……就是说，一个好中医，跟书法家，跟这些画家，我认为有异曲同工之妙，在哪里？他诊脉时，进入境界的时候，他是凝神静气。修炼的也是精气神。他凝神静气，思想完全集中到一点。这种呢，我认为有气功的作用，达到了这种静修的气功的作用。他必须凝神静气，思想全部集中在这三个手指头上，他才能感受到你的脉，你的脉象表达了一种什么样的病气？这样不断地积累，以至于达到升华的程度。

田　　原：凝神静气，正是气功追求的境界。

朱晓春：所以他每天上班要不停地号脉，号过脉以后，他又会从凝神静气的状态中再恢复到平常的状态，再来跟人说话，再来跟人表达，把自己思想当中所想的东西表达出来。然后再做下一个循环，你想想，他一天要看多少病人？一天要做多少个循环！他就是一次又一次的循环。几乎天天月月年年如此，七十多年下来，这是一种什么样的修炼？

田　　原：其他的中医人也是这样看病啊，为什么达不到像朱良春这种境界呢？

朱晓春：这个，呵呵，所以练气功的人万万千，气功师没有那么多！就是能不能做到这个凝神静气，思想完全集中到三个指头这一点上。

田　　原：不难想象，几十年的这种"修炼"！朱老的高寿与境界也就找到答案了。

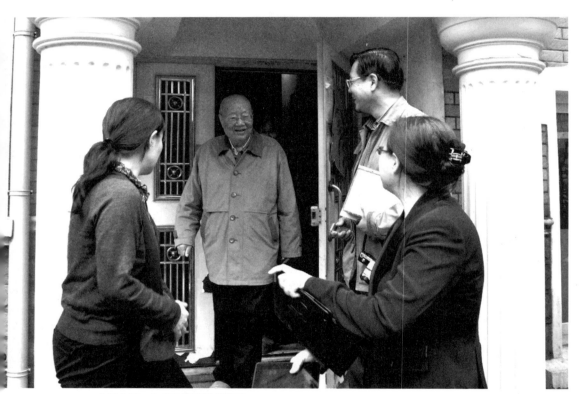

分别之际，朱老执意送我们出门

后记：

莫道朱公老矣　真情里相守无恙

这段时间，我一直在体会，这样一位老人家，他现在到底是怎样的一种心境？

大半多个世纪过来了，什么东西在他心里能留下？

老人家还有什么没放下？

那一定是对中医未来的担忧，是对他的老师，对待章太炎，对章次公，他言必称"太炎先生"、"次公先生"，对老师的这份心怀，萦绕于心，时刻感念着。

另外一个他没放下的，也许就是病人——我相信，如果不是家人这么看着他的话，他肯定要出去看病。因为在看病的时候，他能"找到自己"，能感觉到自己的价值，人生暮年，仍然对别人有用。我们的存在也一样，当你发现自己的存在没用了、没有价值的时候，真是一件非常可悲的事情。朱老总是说：人啊，要多为别人想，不要去追求功名，功名是没有用的。在朱老这里，我们切实体会到了一代大医的境界。

范仲淹曾祈签："不为良相，愿为良医。"这种情怀，在朱老这里体会得很深。在他面前，没有高山仰止的感觉，这么平易的老人，走过了这么漫长的历史长河，只剩下一颗返璞归真之心——一颗赤子之心，看看还能为别人做点什么？

朱老家中，一切细节是按照他的心思安排的，看似典雅，实则简朴。朱晓春先生说，朱老现在每天最愿意做的事情，就是不断倒腾书，看东西、找资料，天天翻。书房里，满墙壁古版的线装书。朱晓春说，可惜啊，我们小时候，还不懂事的时候，这些书流失了很多。

一楼的会客室中，同样到处是书，资料摆放得整整齐齐，朱老不让别人动手的，别人动手给翻乱了，他要找哪本就找不着了，所以都是他自己一手整理的。

赵中月老师为朱老写过贺词——《满庭芳·和良春朱公》：

> 九十六年，今谁存者，算来君与长江。岸然成道，浩浩御风霜。闻道孟河马派，在沪上，次公文章。归北濠，止于至善，解瘼安梓桑。绵绵，传薪火，朱子一脉，理通万象。愿杏林良春，慰我岐黄。莫道朱公老矣，真情里相守无恙。长空月，道心人心，千古为徜徉。

　　那天，赵老师把这首词的书法长卷读给朱老："莫道朱公老矣，真情里相守无恙。"老人家真是开心呀。对中医事业的无限热爱，这份态度，一生不变，这是怎样的一份身心相许啊。

　　莫道朱公老矣，真情里相守无恙。

　　补记：2012 年 10 月份的一天，突然接到朱晓春先生的电话，说朱老给我们写了一个条幅，内容是张载那个传颂千年的名句：为天地立心，为生民请命，为往圣继绝学，为万世开太平。已经装帧好了，要送给我们。

　　听完电话，内心感动之余，又深觉汗颜……

田原

2012. 12. 14

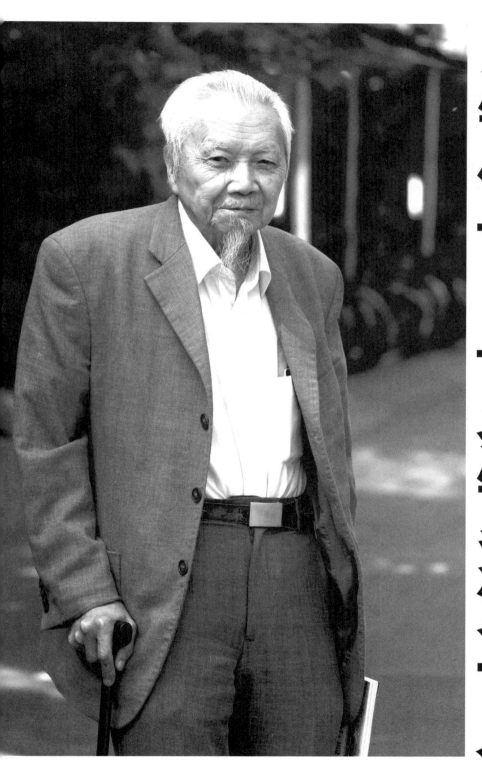

以针传世－世界针灸第一人

见证中医百年

在中国中医科学院的家属院儿里，有一座颇有年份的红砖楼，沿着缺少光源的水泥台阶而上，针灸界第一位工程院院士程莘农就住在这里。

程老已经不出诊了，但每天清早，他拄着文明棍儿的身影，还会出现在前往国际针灸培训中心的路上，山羊胡、中山装，回头率甚高。他要去教授来自世界各地的洋学生们，中医的针之道。

这位见证了中医百年窘迫的老人，为着中医能被现代科学所认可，斗争了大半辈子。

他主持的"循经感传和可见的经络现象的研究"证明了经络学的科学价值；主编的《中国针灸学》，建国后首次建立起针灸教学规范，至今仍是中医院校统一教材，并被国外针灸界作为针灸资格考试蓝本，因此他常说自己在国外比在国内有名；终于将"中国中医研究院"盼成了"中国中医科学院"……

他最常说到的一个词就是"斗争"，他也常说：我们这代人的仗打得差不多了，所以"不说话了"。

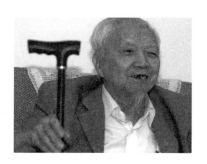

〔人物档案〕程莘农，生于1921年8月，针灸大家，建国后首批中国工程院院士，中央文史馆馆员，国家首批"国医大师"，中国中医研究院名誉院长，国家攀登计划之一"经络的研究"项目首席科学家，第六、七、八届全国政协委员兼医卫体委员会委员（中国科协组）。1990年，其主持研究的《循经感传和可见经络现象的研究》在经络理论的实质研究取得重大成果，受到世界文化理事会表彰，荣获阿尔伯特·爱因斯坦世界科学奖。主编和撰写针灸专业教科书7部，成为国内外针灸教学的主要范本。在培养国际针灸人才方面做出了突出贡献。

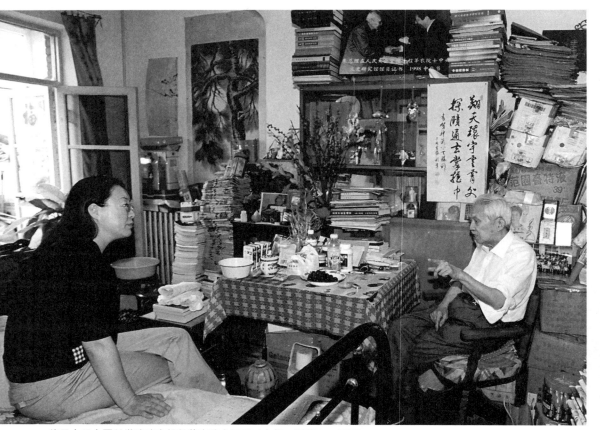

位于中国中医科学院院内的程莘农院士居所（右起：程莘农、田原）

1.过去，针灸扎头和修鞋扎脚没有区别的

江苏省中医师资进修学校，今天南京中医药大学的前身，是建国以后中医教育起步最早的院校，两年时间，培养出二百多名师资，编写出27种教材，为日后的中医教学力量和方向奠定了基础。董建华、杨甲三、王绵之、颜正华、刘弼臣等国宝级大医，都曾在这里修习中医。程莘农，也是其中一位。

田　原：程老，很多人称您为"世界针灸第一人"。

程莘农：我可不是针灸第一人，是他们非要这么讲的。以前我是看不起针灸的。在旧社会，针灸是下三滥的事情啊，是最低的了。我原来是开方的大夫，花了五十块现大洋学的中医呢，那个时候，我们哪个中医看得起针灸啊？给病人扎百会穴，是站着扎；修鞋的是蹲着扎，一个扎头，一个扎脚，没有区别的。

田　原：花多少钱都记着（笑），后来怎么就研究针灸去了？

程莘农：后来我们在南京进修啊，就分配了。我们的学校根据北京医科大学的一个条文分组，你干那个，他干那个，就把我给分到针灸科了。当然心里那个不舒服啊，但是不敢讲话，唉呀，我说倒霉了，我干了针灸了。而且还分配到针灸研究组当了组长，那时候不叫主任啊，就是组长。我那会儿都30多岁了。看了很多年的病，国民党设置的考中医的医师证书，我都拿下来了。习惯了开药方子，却被分配到针灸组工作，没有办法，还得重头学习。（笑）要服从党的领导嘛，不能讲二话的，叫你干什么你就干什么。我一想，干就干吧。但是呢，我对这个针灸啊，连穴位在哪儿都不清楚。只知道经络，还不知道怎么扎针。

田　原：在南京学针灸有没有老师教呢？

程莘农：有，老师很出名的。针灸学校里有两个老师，一个教穴位，一个教理论。我们的申老师，叫申一如，他的中医水平相当高，他是南通人，当年他拜过17个老师，20块大洋学一套，他学了17套。我就跟申老说，我不懂针灸，叫我当针灸教研组的组长，太困难了。他说，过两天，精神好一点，我再跟你谈谈，就走了。他每天都很忙，我们是学生，是师徒关系。我就给老师倒尿壶，那时候我都30来岁了。一边干活，一边找机会和老师说话，看老师没有事了，就说老师您今天忙不忙？他说，不忙。我说，那跟我谈谈？他说，我跟你谈，就跟我谈

了。他说心（属火）肾（属水）不交，中医用什么方药呢？你会不会开方子啊？我说会开啊，就开了一张方子，里面有黄连、肉桂，就是治心肾不交的。他说，哦，你会用，那你不用黄连、肉桂，你用神门（心经经穴），太溪（肾经经穴）这两个穴位，作用和黄连、肉桂同不同啊？我说，同啊。他说你再开一张方子，不用这两个穴位，还能用什么穴位呀？我说针灸我不会开。他说，用内关（心包经上的八脉交会穴），三阴交 （足三阴经交会穴）不是一样的吗？我一想，是啊，可以啊，这第二张方子也对呀。

他说你再开一张方子。我说我更不会了，他说你怎么不会呀？道理不是都懂了吗？用背部的心俞穴，肾俞穴，不也交通心肾吗？哦！我说可以呀。

田　原：老师讲得好啊！用穴位的属性与草药的属性相比拟，既好记又懂得了经络穴位之间也有配伍关系，这背后是天人合一的中医观。

程莘农：申老师说，一个医生至少要会开三张方子，不会开三张方子你不能当医生。为什么呢？过去我们看一些大夫，在一起看病。他用了神门、太溪了；我就用内关、三阴交，我还能用心俞、肾俞，不至于尴尬呀。他说你懂了吗？我说懂了，懂了，我心里说，这个跟开中药方子的道理是一样的啊，健脾开胃我就用足三里（开胃经），三阴交（开脾经），没有用两个钟头的时间我就会了，我说，会了，会了！回头我就能开针灸方子了。

田　原：现在很少有中医懂得开针灸的方子了。

程莘农：过去要写出针灸的方子！老师这么一说，我就明白了，哪几味中药的作用相当于扎在什么穴位上，我就会用了，而且疗效也非常好。

田　原：您给我们举几个穴位与药性对应的例子啊？

程莘农：太渊养阴补肺，与沙参就同啊；血海能去血中之风，功同荆芥；风门疏散风寒，与紫苏相似；人参、黄芪这类的补药在穴位上也能找到啊，足三里啊，大补元气；阳陵泉疏肝利胆，与柴胡、竹茹同；大椎能调营卫，与桂枝、白芍相似；要宣肺止咳，中药用桔梗、杏仁，穴位就用列缺啊……

田　原：理念超前啊！近些年才有人提出"身体就是天然药库"，您早几十年，就已经把这个理念给具化到穴位上了。穴位的配伍也可以参照中药方子？

程莘农：道理一样。脾胃虚弱、中气下陷，药方用补中益气汤，扎针就用百会、气海、关元、三阴交、足三里。气海关元就是党参、黄芪；升麻用百会代；柴胡疏肝利胆，扎阳陵泉效果也同；足三里、三阴交健脾和胃，调补气血，白术、甘草、当归也同啊。加在一起，就是用穴位组成的"补中益气汤"。

田　原：这样学针灸可太有意思了！找到了一条入门的捷径。但是针灸跟中药不一样，开完方子，还要亲自扎针呢，这手下也得有功夫！

程莘农：对，自己开方子，自己给病人针灸，本来就应该是这样的。中医说理、法、方、药；针灸呢，我们说理、法、方、穴、术，所以说学习针灸不是那么容易的，也要符合中医理论。

田　原：理论找到通路了，怎么落实到临床治病上呢？

程莘农：我到申老的门诊部跟他学临床，但是刚开始时，我就站在申老师的跟前等着，他从早晨8点一直看到中午12点，也不让我看，我站了三天啊！

田　原：不给你施展所学的机会……

程莘农：他是老师嘛！你学生能比老师还厉害？后来校长去看我，就问，你怎么不看病？我说老师不起来，我怎么看病啊？第四天，尤校长去了，就跟我们老师说，您这么大年纪了，看病时间不要太长了。累了吧？喝茶去吧！老师说，好啊，我们喝茶去。就站起身，喝茶去了。他一走，我马上就坐下来看病，开处方，他来了，我再站起来。

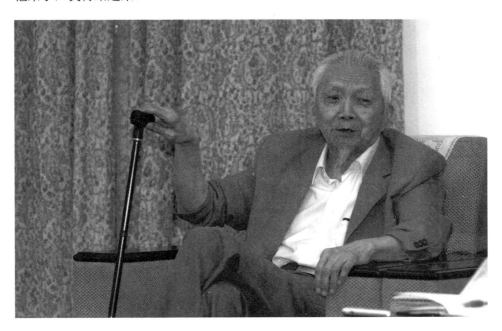

2."流水板"式的穴位歌

田　原：当时看病心里有底？

程莘农：没有啊，但是针灸的效果相当好，还简便易行。但是 361 个穴位都要记得清清楚楚的，虽然 361 个穴也不全用，一般只有 20～30 个穴位是要经常用到的。但也要全背熟了，你用上的时候，才不会用错，针灸要按经取穴的。要说现在，看一看我们很多针灸大夫能不能掌握二三十个穴位呢？对一些常见的穴位会扎针灸的，在我们看啊，就是赤脚医生的水平，虽然他能够针灸，也能治病，但他只是扎针施灸啊，不会开方子，不会辨证。

田　原：把三百多个穴位都牢记在心里，您有什么秘诀？

程莘农：我们南京学院的尤校长，限定我们必须在两个星期内，把《十四经发挥》全部背熟。我就得现背，可是怎么背呢？前面刚背完，后面就忘记了，老也记不得，怎样也记不得。我们这个尤校长相当厉害呀，他也是中医，而且还是共产党的卫生团团长，他说下话来，那非做到不可。但是我怎么样背，也背不下来，挺难。最后啊，我想，唱戏的演员没有忘记台词儿的。我喜欢看京戏呀，虽然我唱得不好。（笑）

以前我学中医的时候，我的老师家靠大戏院比较近，每次下午老师出去了，我们就花八个钢板，去看最后一出戏，最后压轴的是好戏呢。看完回来，老师也回来了。我就琢磨着，我要是把这个穴位编成戏，唱出来，兴许能记住。一唱，唱熟了。唱熟了我就到尤校长那儿去了，我说我可以背给你听，我就背，但是我不能唱戏呀，我就按着戏词儿那么背。尤校长说，不行，太慢了，哪有这么慢的，没过关。没过关怎么办呢？我还唱戏，这回我改流水板。

田　原：慢板儿改快板儿了。（笑）

程莘农：这个快啊。又唱熟了，我又到尤校长那儿去了，我就用流水板的方法，背给他听。诶，他说行了，去吧。就过关了。我才用了两个星期啊，后来我教学生，也就给他们两个星期。到北京来以后呢，我在中医科学院，那时候叫中医研究院，我教书啊，我的学生也背不上来。我们有个体育老师，天天早上都和我们带学生跑步，看他喊一二一挺有劲儿，好了，我们就喊经络图吧……今天跑《手足阴阳流注篇》，下一周跑《十四经脉气所发篇》。一边跑着一边背：手太阴肺经，左右各 11 穴；足太阴脾经，左右各 21 穴……不喊一二一了。就都背下来了。

3. 中医科学化，这个仗打得差不多了

> 吕炳奎任中医司司长后，陆续成立了北京、上海、成都、广州四所中医学院，急需师资力量。中央从当时的"江苏省中医师资进修学校"调出一批好的中医人，发往北京中医学院，充实这里的师资队伍。当时已经是针灸学科教研组组长的程莘农，也接到了一纸"调兵令"，收拾行囊赶往北京，统管针灸教研工作，并在这里主编了沿用至今的针灸教材《中国针灸学》。

田　原：您年轻的时候在现在的南京中医药大学学习中医的，后来是在什么样的背景下，被调来北京的？

程莘农：开始的时候，是周总理要办四个中医学院——北京，上海，广州，成都，一处一个。

我们南京的针灸教学，因为实施得比较早，北京的学生都要送到南京来，由我们代教，连房子都要给学生腾出来的。这事儿呢，就报到周总理那儿去了，总理说，北京办了中医学院，怎么学生都跑到南京去学习了？把南京的老师调过来吧，南京晚两三年再成立中医学院。叫"先中央，后地方"。就是总理这 6 个大字，当年就从南京调了 40 个人去北京，我就是这么调来的。那是 1957 年，1958 年就有了针灸科。

田　原：董建华、刘弼臣等大医也是跟您一波儿调到北京的。这是建国后，官方支持振兴中医的一次非常大的举措，把南京中医药大学培养的中坚力量，像种子一样撒到北京来，开枝散叶，才铸就了今天这样好的中医局面。您的主要任务就是编针灸教材？

程莘农：哦。原来呢，是我们南京中医院校编写针灸学教材。为了编这本书，成立了一个小组，组里有十几个人，我的同乡就有六七个，都是本科毕业的。那时候编的书都是油印本啊，好不容易。那是真抄啊，用笔一个字、一个字地写。

编的时候呢，大家分工，因为我是组长嘛，就由我做主编了。编穴位篇呢，由严学范负责，他是我过去的同事；治疗学呢，就由大家负责。以后呢，这本书先在南京印出来了。但是那会儿国家规定书上不写主编，就写校印主编。

到了北京以后呢，南京的讲义都要改，我们就重编。第一版重编呢，就把南京的顾问、老师都调到北京来了。北京加南京，调来了将近二十个人。

开始就叫《中国针灸学》。按道理呢，这个《中国针灸学》的名字是不能用的，为什么呢？我们南京的陈南安，已经出了一本书，叫《中国针灸学》。我在南京的教研室呢，还属于陈老（陈南安）这个系统里的，所以我在南京可以用《中国针灸学》的名字；到了北京，因为是总理从南京急调过来的，所以我还是可以用《中国针灸学》的名字。可是，陈南安以后的祭奠啊，陈南安的儿子请去了好多人，包括陈南安的很多学生，惟独没有找我去。

田　原：他还是不能理解您。

程莘农：他就不理解我，但是不理解我也没有办法，我也是为了国家。我代表的是国家，不是我个人要研究这个东西，才去和他要的，这没有办法的嘛。所以我们还叫《中国针灸学》（笑）。

田　原：这种全国统一的针灸教材，之前没有任何可参照的蓝本，您那会儿30多岁吧，很年轻呢，做那样一本书的主编有难度吗？

程莘农：难度很大。因为它是讲义嘛，要当中医教材的。我们是五个人一台显微镜，两个人一个听诊器，不是每人一台。我们花了3个月的时间，编成了第一版《中国针灸学》。那会儿很不容易的。到了二版教材啊，黄石华是部长嘛，到最后审稿的时候，卫生部组织了一批人，去了安徽，到那里去组稿子，组好了以后就审。部长说：有人提意见，说中药的使用都有方解，什么病用什么药，为什么用这个药；但是针灸呢，为什么这针，就扎在这个部位上？针灸没有解释，开一张方子就完了。所以，对于方子的解释，你们非加不可。

哦！让我们加解释了。我们就组了一个编辑小组，三个人，我和上海的徐会然，还有河南中医学院的一个人。到现在我还记得，第一个弄的是中风的穴解。徐会然用了三天三夜啊，才把穴解弄出来，要写的很清楚，治中风，为什么要扎人中、扎肩髃，为什么扎曲池（穴位名），都说清楚。他弄出来了，交给尤校长，尤校长给郭部长看，他们有一个审稿组啊，组里还有广东的邓铁涛，他（要求）很高的。

哎，审稿组看了以后，说，行，这个穴解弄得很好，很不错。就拿回来了。这个穴解弄成功了，我们很高兴。后来呢，我们三个人就分工，分病种，几十个病啊，每个人负责几种，为什么治这个病，要扎这些穴位，都要写出穴解。最后全部通过了，印了第二版教材。

所以我们现在中医学校的针灸讲义，都是以二版教材为标准的，二版教材花的功夫确实很大，当时编书的都是全国的名中医人，在安徽一做就三个多月呢。

4. "针灸"应该叫"灸针"

田　原：《中国针灸学》直到今天仍然是经典的中医针灸教材，数十次再版，美国、巴西、墨西哥等国外针灸医师考试，都以它来作为依据和评判标准。

程莘农：现在我的职称呢，是顾问，顾问呢，就是问一下。南京的总编呢，把这个讲义啊，寄一个目录给我。我都看了，而且都给他改了，改了以后，我觉得啊，西医的病名太多了，但我没敢提意见。后来我就写了，我说，现代医学的病名啊，我感觉多了些，是不是可以去掉一点。

南京这个总编，我现在还没有见过，他回了封信给我，上面写着，你给我们审的稿子，我们按照你的意见，全部修改了，唯独现代的病名，一个都不能去！就这样狠哪，我现在还留着这封信呢，因为这回信，语气很狂傲，他居然写着现代医学的名字一个都不能动。这不是我一个人的教材啊，这是中医药大学的教材啊，西医的病名这么多，要怎么出版呢？所以到最后，第七版的稿子我也没有看到，他们那边就交差了。

田　原：您挺气愤的？

程莘农：当时也没有生气，我现在不大生气了。但是我感觉到有点不太好说话了，一个都不能动啊，最起码在我看来，还是去掉几个比较好吧，太多了，现代医学病名太多了。这是我们中医教材呢，你弄那么多现代西医病名，感觉上，有点不太好看就是了。

现在我也不去管了，不敢说。有时候说我们保守，我想也许他们是对的。但是如果我们见了面，我就敢当面说，我会说你这个信写的有点太那个，你应该温柔一点。我提意见的时候会收敛一些，你也收敛一些。这是工作，我们讲的是中医的事，不是我们个人的事嘛。

但是，该斗争的还要斗争，现在好多针灸就并到理疗部去了。

我出门诊的时候呢，我的诊室，48 平方米。那时候全国搞针灸的，只有两个大诊室了，我一个，铁路医院有一个。结果呢，铁路医院这个也没有了，取消了，把它放到理疗部里去了。我这个 48 平米的诊室呢，我不出诊了，也就没有了。但是我还要把诊室要回来。

田　原：还要斗争。

程莘农：那当然了，他不能斗过我，我不睬他。我也不用你西医东西。

田　原：今天中医已经不可同日而语了，中国人被现代化的生活方式和医疗方式折腾得差不多了，不管是生活还是健康理念，开始寻找一种回归，回归到传统文化，回归到中医当中。特别是针灸疗法，简便、绿色，疗效又迅速，有很好的群众基础和发展空间，其实今天的中医啊，应该让人们更多地去发现它的文化内涵。

程莘农：现在的针灸科应该叫针科，因为都不用灸法的了。灸法有很多啊，我们都没有把它利用上去。我们为什么赞成这个疗法（灸法）呢？因为它还是我们中医三种疗法中的一种，有中医、有针、有灸。王锡山也提倡，要把其他方法也用上去。

田　原：中医有六术，砭、针、灸、药、导引、按蹻，您对针灸的定位是什么？

程莘农：应该站在中医的最前面！因为它是人类发现最早的治疗方法。中医从哪来的呢？从针灸来的。

一亿五千年以前的旧石器时代，针灸不叫针灸，叫砭灸，针叫砭石啊，就是石头块儿，那时候的砭石就是用来破除痈疡（脓肿）的，当成手术刀用；到了新石器时代，石头能够钻磨了，才变成了针。

最早啊，人类有了病了，怎么办呢？那个时候没有医生啊，就用砭石，或者利用日光烤烤身子，就是晒太阳，这叫日光灸。后来才慢慢发展成灸法。砭石排第一，灸排第二，针排第三。所以我们现在的针灸呢，应该叫做砭灸针，灸应该在针之前，但是在砭石之后，或者叫灸针，叫针灸是不对的。

上海开了一家卖针的铺子，名字叫灸针工艺社，我到上海去开会的时候，我特意就上那去看看，好不容易才找到这家"灸针工艺社"。我就问他们老板，我说你为什么叫灸针，他说就不应该叫针灸啊，灸在前，针在后。我认为他很对，很正确。

而且过去呢，用金针、银针、铂金针，等等，现在我们用的不锈钢针，也不讲金针、银针什么了。

但是呢，现在都讲现代中医，这个讲义将来怎么样发展，就不好说了。还有人说要把《内经》的东西也去掉一些，我听他们说，中医大学不对啊，把《易经》给放在中药学的范畴里了。但是呢，也没有问我，我也不知这件事的真假。他们也不找我了，因为我现在也不管了，我现在呀，接受了，接受什么呢？我们中医研究院加上了中国两个字，是中国中医研究院了；现在呢，又成为中国中医科学院了，我们这个仗啊，已经打得差不多了。

5. 那些年，我们都不许看病

田　原： 提到打仗，程老，可能要谈点您不高兴的话题了。文革期间，不许您看病，所以您后来每天 6 点就开始给病人看病，要把损失的时间全补回来，而且留胡子也是为了纪念那段岁月。

程莘农： 都不许看病，董建华都不许看病的，赵绍琴也不许看病啊。看病，就是违纪。我们是罪犯要劳动改造啊。

田　原： 那时候遭了很多罪。

程莘农： 我就是劳动了 6 年半，在东直门当临时工。到病房去扫地，还烧水炉子，就是不许给病人看病。那个时候李宪林跟我是搭档，他跟我两个人住一张床的，他是石金波的徒弟，他看病那是真不错啊，他也不许看病。我们俩一张床睡了五六年啊，拉车也是我们两个人一部车，他驾辕我拉车，我驾辕他拉车。200 多斤粮食呢；种地的时候还要拉菜，要推 1200 斤的菜。刚开始我们不会拉，也不知道什么叫驾辕。开始两三天很伤体力啊，很累，因为我们不懂窍门啊，后来知道了，轻轻一拨动它就走了，也不用花多大力气。后来拉习惯了就简单了。

我们住的地方，离铁路很近，只有 24 里地，一个钟头就赶到铁路边了。到铁路边呢，我们把车倒过来，我们就不拉着走了，在后面只要把车推一下，车子就慢慢顺着铁轨走了，不用你使劲。我们走得快呀，我们到火车站的时候，革命群众还没有到呢，那是个小地方，我们就到街上去转一圈，回来，再坐下来等一会儿，革命群众才到，他们是慢慢地走着来啊。人都到齐了呢，我们就把车子送到粮食站去，把粮食装好，然后把车放在粮食站门口，我们两个先上街吃饭，回头再拉车过去。

田　原： 那时候伙食怎么样，吃得好吗？

程莘农： 吃得很好，8 分钱炒一个菜呀，我们两个人一人出 8 分钱，只花 1 毛 6 分钱就吃得很好了。吃饱了就跑澡堂子里去洗澡，再睡个午觉，睡到下午 2 点钟。睡好了回到粮食站门口把车又推到火车站。买粮食的地方离火车站很远啊，我们先推到火车站，再顺着铁轨推回家去。我们到家，4 点多钟了，革命群众还没到家，过一会儿才回来了。

田　原： 这么重的体力活儿对于"书生"来说很难的，累吗？

程莘农：不累，习惯了。

田　原：每天都干这些活儿？

程莘农：不是每天，一个星期到火车站拉一次粮食，一年干 40 天。但是呢，到了冬天，下雪了，就不叫我们去火车站拉粮了，叫我们到村里去种地，到村里 8 里地。我们到了地头，革命群众们就休息了，他们一休息就是两个钟头。

田　原：被"革命"的人不让休息？

程莘农：他们抽烟，我们不抽。所以他们说了，说你们不抽烟的人，就多劳动、劳动。我说我可以抽烟的，从那时候开始我就抽烟了。那时候的烟 1 块钱能买一大包，刚开始的时候不会抽，就喷烟。抽上烟以后呢，就不叫我劳动了，我也跟着休息。（笑）

等到休息完了，分配我去挑开水，我就弄两个空桶，用扁担挑着。那个时候煤很贵，我们不能单独烧水，要到农场去烧，但是挑水呢，要到我们住的地方去挑。我们住的地方离农场很远。后来有个叫朱光远的，她是党员，劳动模范，比我年纪小一点，对我非常客气，叫我到她家里去挑水，她家离农场很近，我先到她家里去打冷水，再挑到农场去烧开，就不用挑那么远了。

她喊我哥哥，我就跟她说，你不能喊我哥哥，我们是"反革命"的。她说我们这儿不管这一套，你比我大嘛，应该喊你哥哥。

田　原：当时她知道您是医生吗？

程莘农：知道，知道我是医生。我们住的地方，虽然离村子六七里地，但很多时候买东西都要到村子里去，人们都知道我们是罪犯，反革命嘛。

回头，我再把开水一壶一壶倒进两个桶里，挑到田里去。革命群众们就喝水，他们喝水呢，我们也休息。喝完了，人家就说，你把桶再送回去，我就把这两个水桶挑回锅炉房去。下午呢，3 点钟开始干活，我们 2 点半就走了，我们不等他（革命群众）喊，我们早到了等着他们，夏天啊，很热，他们 3 点多才从住的地方走，走得很慢，等到他们到了，也快 4 点了，就干一两行就又该休息了。

下午还叫我们挑水去，到了晚上呢，我还要把铁锹、桶啊，送回农场去。农场烧水的是个老太太，人很好，我每次把东西送回去，她就说，我这里有水，你擦把澡。我就洗个头，把身上擦得干干净净的，才推车回家。革命群众比我们到家晚，跟他们吃了晚饭，就睡觉休息了。

田　原：6 年半的时间就这样？

程莘农：不是，前一段时间是，后来呢，我们 7 个人住在一起，就不跟革命群众在一起了，我们是罪犯，是"反革命"嘛。

田　原：突然就不准看病了，心里是不是特别惦记？晚上商量看病的事儿吗？

程莘农：不许说话，不许谈。但是呢，我用一个小瓶子，自己到街上买点油，用棉花做一个灯捻子，就可以点着了。点起来，摆在我的床底下，我就看书。

田　原：那时候都看什么书？

程莘农：看医书啊，《毛泽东选集》这些，他就不管你了，他们谈他们的，大家都住在一个屋子里头。

田　原：看书不管，就是没有言论自由。

程莘农：哦，晚上他不管。

田　原：那时候吃得好不好？

程莘农：很好，跟革命群众一样。但是，馍呢，女同志吃得非常少，剩下的就给了我。

田　原：当时批了多久？

程莘农：到了中医研究院以后，才不批判了。批判、批判，大小斗争啊。我们在东直门医院的时候，每天开诊之前，把我们几个"罪犯"弄到大院子里，就是以前东直门医院的挂号大厅那儿，我们一排人呢，就站在那儿，头低着，听这个群众的批判啊，听那个挂号的人批判啊。批判完了呢，就让我们各回各科，内科回内科，针灸科就回针灸科。还要写检讨，东直门医院不是在胡同里吗？我们就在胡同口，弄个小板凳，坐下来写检讨。

田　原：一般都检讨什么？

程莘农：瞎写，随便写一张，就是有这个规矩，必须写。写差不多了，领导就说你回去吧。我们就回到班里去。我们有一个班，7 个人，李建民、赵绍琴、张光、于雷锋等。

6. 干了二三十年的中医，也不一定都会看病

田　原：劳动以后，程老您再看病是什么时候呢？

程莘农：我就到针灸研究所了。

田　原：不劳动了，能看病了，那个时候是什么心情？

程莘农：我回到东直门去了，因为我原来是东直门针灸处的主任，后来是杨建山（音译），我的助手当主任了，但是我一回来啊，斗来斗去的好几年，大家见了面都面光光的（很尴尬），不太舒服。我就想啊，换个地方好不好呢？

田　原：您那时候感觉没有面子了？

程莘农：不是没有面子，人出现了困难，一个科里二三十个人，你被当成罪犯，斗了几年，大家都感觉到不太舒服，但是也都不好意思了。后来呢，因为机构上的一些调整，就到了现在的广安门医院去了。

再后来呢，刘文群（音译），原来是东直门医学部的组长，现在叫主任，我们都认识，"文化大革命"的时候，他被调到东直门医院当院长，诶，后来又调到北京中医研究所当所长。他说你要到哪去啊？我说要到广安门医院。他说你何必上广安门呢，你就到我这儿来吧！我一想，到他那儿去也不错。我说好，到你这儿来。我就又回到东直门医院上班了，但不在原来的科里。这个地方，诊室很大，有50多平方米，我就在这儿看病了。

田　原：那么多年没给病人看病，第一次针灸手生吗？

程莘农：这个没问题的。但是，这个地方呢，原来就有大概六七个医生呢，我到这儿呢，就没有我的位置啊，人家都比我来得早。就给我弄个小桌子，摆在门口，再摆一个椅子。头三天，我没有一个病人，没有人找我，你刚来的，谁来找你呢？人家都看了多少年了。后来有一个大夫，他给我一个病人，我才有病人了。

田　原：治病的时候还是只用针灸？还记得是治什么毛病吗？

程莘农：就针灸，记不清什么毛病，就给看了，看了很有效，后来一天天，病人就多了。我们医院的胡同里，一直到门口，全是感激我的大字报。后来，我的病人多了，我们诊室其他大夫，就没病人了，他们就一个一个地退出去，自己找别的地方去了，都走了。

田　　原：那您那时候经手最多的是什么病？

程莘农：腰疼、腿疼啊，但是内脏病也不少，很有效果。

田　　原：都说您当年拿手的是治功能性子宫出血、中风这些病？

程莘农：治疗子宫出血是吃中药的效果比较好，还有我的老师，他看这病比较好。

作为一名中医呀，再有名的中医，也就那三两种病看得比别人好，有些是跟老师继承来的，有些是自己悟出来的，别的病找他也就那么回事儿，你要打听好了，他看什么病最好。但是，他不把病看错，不乱用药，就很不错了。就得这么说。

有些人当中医二三十年了，他就是不会看病，只不过因为他名气大了，他就说自己什么病都能看好，我说他是胡说八道！

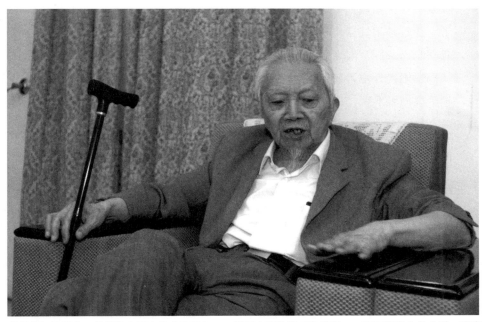

耄耋之年的程老，性情带着那么几分孩子气，一说到中医的现状和发展，一双仍然有力的大手，就将桌子、椅背拍得咚咚作响，也不过那么十几秒，就又笑眯了眼。人们常说"老小孩儿"，其实是经历过了这世间风雨，生命回归到一种最单纯的本初状态，喜怒、安逸，皆自在。

7. 八年的面瘫，十个月就扎好了

田　原：您给自己做个总结，扎针扎了快 70 年，疗效最好的是什么病？

程莘农：不敢说有 100% 看好的，能 90% 有效，就不错了。我曾经有一个病人，三进三出，治了十几二十次。我说我看不好了，你再找别人去吧，他就去找别人了。过没几天，又回来了，我说你怎么又回来了？他说，我找别人也看不好，就又回来了。我又给他治了十几二十次，还是没有效果，我说你还是找别人去吧；结果后来，他又回来了，回来了三次，之后就没有再来了，也不知道他的病好了没有。

田　原：他有什么问题？

程莘农：就是走路不太好使了，腿疼啊。

田　原：走了三回，又回来三回，这在您的看病生涯中，也是很少见的吧。

程莘农：很少见。

田　原：您给我们讲个针灸治疗时效果非常好的病，难治的。

程莘农：比如我治疗过一个面神经麻痹的老太太，这个老太太差不多 60 岁左右了，我跟她闹笑话，我说你年纪这么大了，你还要美容啊。她说不是我要美容，我吃东西漏啊，漏下来啊。她嘴歪嘛。我说我给你针呢，可能好，也可能不好，我们就慢慢针吧，最后再看效果。那时候我一个星期看 6 天病嘛，她每天都来，除了星期天不来。从夏天开始看，一直到冬天，夏天热到 40℃ 以上，冬天冷到 30℃ 以下，她都坚持来看，扎了 10 个月，我给她正过来了。

田　原：病了 8 年，看 10 个月就好了，对很多人来说已经是个奇迹了。

程莘农：这个是快一点的。针灸的疗效也有慢的，也有需要好长时间才能看到疗效了。我治过一个瘫痪的病人，他是外伤性的截瘫，大小便失禁，我给他针了差不多三年，他不但大、小便都正常了，还能够走五六里地了。后来还结婚了，他这个媳妇啊，是离了婚的，一直在照顾他，但没有结婚。后来他病好了，跟媳妇就成家了。

田　原：只是针灸，一点儿药不吃？

程莘农：不吃药。现在叫我开药方子，我说我不会，对不起。

8. 让洋人着迷的针灸大师

20 世纪 70 年代那次成功的"针灸外交"，吸引了大批对传统针灸感兴趣的老外，大老远儿地跑到中国来学习针灸。在这样的大背景下，中国中医科学院建立起了"中国北京国际针灸培训中心"，专门培训外籍针灸师。

中心刚刚成立不久，程莘农被任命为副主任，之后几十年的时间里，除了出诊，就是在这里带洋学生们学针灸。即使已是耄耋之年，每天早上七点左右，还是能看到他拄着文明棍，踩着小方步的身影，慢慢悠悠地从家里往培训中心走去。

既然是国际级别的针灸教学机构，学生自然都是来自五湖四海的洋人，有黑头发绿眼睛的，有金发蓝眼睛的。很多学生听不懂中文，程老浓郁的江南乡音，加上诸多针灸术语，翻译也很吃力，但这不妨碍洋学生们爱听程老讲课，尤其是针灸临床课，程老满布皱纹却骨骼壮实的大手，拈针时格外轻巧，哪儿是曲池、哪儿是神庭，怎样才能更准确地找到穴位，如何才能进针准、深，程老总要亲自示范，三两下，针就到位，他们对程老的"神功"百看不腻。

田　原：所有生活、工作的乐趣，都在这三根拈针的手指上了。您这 70 多年，一共针了多少人？

程莘农：十几万人都有了。但是去年下半年，我就开始不扎针了。

田　原：为什么不扎了。

程莘农：岁数大了，我还扎针啊。

田　原：好多病人就迷信您，非让您扎呢？

程莘农：不行，我就不叫他迷信，你找胡大夫扎去。（笑）

田　原：扎了一辈子针，突然就不扎了，手不痒吗？

程莘农：扎得太多了，反而无所谓了。

田　原：您到过 17 个国家，60 多个城市讲学。过去出国讲学收费吗？

程莘农：不收的。我们的任务就是讲学。出去一次，国家给我们20块钱的补助，就那么多。所以我们在飞机场，一杯水都不敢喝的。有一次在香港转机，5个钟头没喝水，因为一杯水要8美金呢。后来啊，有一个女翻译很好，她看出来了，她从二楼办公的地方，给我们端下来两杯水。

田　原：您在国外可是比在国内有名气，连瑞士的前总理都来给您当徒弟了。

程莘农：10多年前了。那个总理有40多岁吧。那个总理呢，也不是专门来跟我学针灸，他到中国来，是到我们班里来学习针灸，当学生。他自己就是个洋医生。他说在国外，当了总理，也没有什么了不得的，选上你了，你就当总理，但不可能老当总理呀。不当总理了，自己愿意干点什么，就干点什么。所以他决定做针灸大夫。

田　原：结果就迷上针灸，迷上您了。这位总理先生跟您学了多久的针灸？

程莘农：他不是一下子就学完的，先来学了一个月，平时有时间就再来补习一下。

田　原：正所谓"天下功夫，无坚不破，唯快不破"。（笑）老外对您着迷，一个很重要的因素就您扎针特别快。我到咱们中国中医科学院办的国际针灸中心去采访，一名外籍学生跟我说，您那双手就像佛教中的千手观音，她完全想像不到一个人，能用那么快的速度，将二十根针扎进人体的穴位，并且每一针都那么准。您扎针能快到什么程度？

程莘农：我扎针最多两分钟。我那诊室里有17张床，17个病人都躺下来，我从第1床开始扎，然后第2床，第3床，一直到17张床，17分钟就扎完，一个地方一分钟嘛。扎完以后，再到第1床去，起针了。

我一张床两个病人，能忙三四分钟，病人脱衣裳要10分钟的，连扎针带起针一共要20分钟吧。起了第一针再起第二针，这样下去。但是，也有需要留针的，要留两个小时，我也照留。

田　原：留针很有讲究。

程莘农：当然了，比方牙疼的病人呢，他来了，要扎虎口，扎了二十分钟就起了，扎的时候不疼了，但是他走到门口牙又疼了，就是因为留针时间不够，一般要留30分钟。

田　原：需要留针的一般都是什么样的病人？

程莘农：我们有三种情况要留针，寒证要久留，虚证要久留，还有的病人，只要他患处还痛，你就得留。

田　原：您说过，一针下去等于下了三四味中药。针灸的理论依据是什么？

程莘农：要讲针灸的理论就是经络理论，经和络。但这个经络究竟是什么东西呢？我们研究了二十多年了，也没研究出来究竟是神经还是血管，或是其他的什么东西，没有研究出来呢。至少现在没有研究出来，还没弄清楚呢。将来弄清楚了，说，经络是什么，那就是什么；说，研究出来了，经络是空的，那就是空的。咱们是科学嘛，也要根据研究的结论来说话嘛。究竟是什么结构。

但是我们讲新的东西没有旧的东西多。比如我们现在讲神门穴，治疗安眠比较好；阴郄穴呢，治疗盗汗比较好；通里呢，治疗那些不说话，喉咙哑的病就比较好。用经络说不明白，我们可以用中医理论来解释，神门是经穴，阴郄呢是郄穴，通里是络穴。但是我们感觉呢，把中医的知识，翻新了去讲，不如讲一些积累了几百年、几千年的经典，还能多讲一些道理出来。现在针灸究竟发展成什么样了呢？要看我们中医研究的进展了，看后一辈的人，能不能研究出来。也许，等到他们老了的时候，就研究出来了，也许，到老了也研究不出来。这种事不好说。

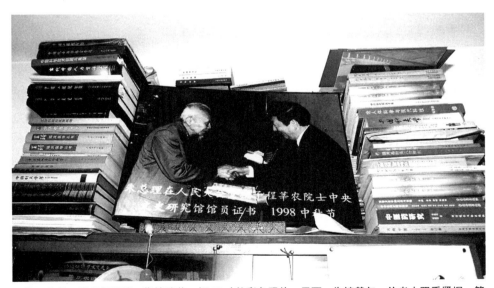

码墙而立的一排书柜顶端，靠墙戳着一幅 24 寸的彩色照片，里面，朱镕基与一位老人双手紧握，笑得开怀。照片上写着"朱总理在人民大会堂授予程莘农院士中央文史研究馆馆员证书，1998 年中秋节"。（中央文史研究馆由毛泽东主席亲自倡议设立，馆长、副馆长、馆员由国务院总理聘任，历任馆员皆为耆年硕学之士，或全国闻名，或为一方之望。）

9. 扎到位，不等于扎得深

田　原：您的"程氏三才进针法"，以下针快，痛感小，易于学习而闻名，总结出这种进针法的过程是什么样的？

程莘农：我们这个针灸的进针的方法，按照我们的说法，有 100 种左右，但实际上不止 100 种，1000 种甚至 10000 种都有。而且每个人扎针的方法不同，一个人一个扎法。

田　原：对于普通人来说这很不可思议，针尖大的地方，怎么就有 100 种扎针的方法？

程莘农：进针的方法有快、有慢，有左手、有右手，都有个方法。我们不是有一本书嘛，是我们中医研究院编的嘛。我想，教学生最难的就是进针，学生的进针对我们教学很有影响，穴位找得好，但是不一定扎得好。

有些同学扎不进去啊，扎得病人疼啊，就不太好。影响教学啊。后来我就琢磨了，琢磨来，琢磨去，什么叫"三才"呢？老方子里叫天、地、人。我就想这个三才法呢，为什么一定要叫天、地、人呢。我们现在就把它变成天、人、地。为什么叫天、人、地？浅的地方叫天，到了中部叫人，到了底下，很深了，入了关了，才叫地。

我想要不就浅、中、深。但是后来呢，我觉得浅、中、深还是麻烦，不好理解。后来我们就叫 1、2、3，不是三下子嘛，更简便了，天、人、地很麻烦；浅、中、深人家很容易懂；我这个 1、2、3 三下子，谁都能明白了。

现在我扎针，就三下子，1、2、3，哎，我就扎完了，扎 10 个穴、8 个穴，就用 1 分钟，最多 2 分钟，很快。

我把这个 1、2、3 的方法教给学生，学生扎针就很容易了。现在教的学生，很快就能扎针了。有时候，我们找环跳穴（臀部），很深，要用很长的针，3 下也就扎到位了。我们扎针灸，都是 1、2、3，有时数到 4，给病人扎进去就能到位，最多不超过 5 下，就得气了。

田　原：针灸医师最常说的一句话就是"得气了"，但是怎么叫"得气了"？不只是病人感受到了酸、麻、胀，扎针的人得有"手感"，心手合一，得知道我这针是怎么下去的？下到哪儿了？我要怎么通过轻捻慢转来调整气机，达到预期的效果……古时的"三才法"就离不开一个气字。

程莘农：扎的人，针下要有滞涩、沉紧的感觉，不得气，针底下就空空的，无力啊，病人呢，得气会酸、麻、胀、重，还会有穴位下面有东西拖扯的感觉，他的感觉呢，还会顺着经脉去走。

田　原：当年您主持的"循经感传和可见的经络现象的研究"，获得了世界理事会大奖，就是用科学的方法证明了这种"循经感传"的感觉。

程莘农：哦。这个针灸呢，就是得练，你自己呢，扎在自己的手上，浅、中、深啊，慢慢试探着扎，看疼不疼啊，有没有酸、麻、胀的感觉，就可以感觉出来有没有得气。

田　原：浅、中、深，有具体的标准吗？

程莘农：我们平常经常说皮肉啊，皮和肉是一层，我们就把它说成天部，那么皮呢，皮是天啊，肺主皮，肉呢，脾主肉，这一层，就是浅层；中层呢，就是脉管、血管了，是心主血啊，我们说第三嘛；第四说肝经，肝主筋嘛，到了第四层就进了，第五就到了肾，肾主骨。所以呢，你要说五层也行，五和三是相通的。

田　原：从解剖学的角度简单地理解，天部，就是皮肤、肌肉，内络的脏腑呢，就是肺脾；中层是血液，在中医属心；再往里，就是筋脉了，肝主筋；最后一层到了骨和髓，这是肾所主的。明白了这几个层次，下针的时候心里就有数儿了，1、2、3就这三下，立马到位。如果按您说的，分为五层，针刺的时候，刺到第几层有讲究吗？

程莘农：效果要到第五层，但我们不一定需要把针扎到第五层，扎到天部，就可以了。如果扎得很深，我们扎到肝经之前了，就属心了，就不一定进关了。

田　原：正所谓举重若轻。

程莘农：他们管这种方法叫"程氏三才法"，我是不赞成的。因为一个人呐，可以叫李某人，赵某人，但是要把这个人的名字叫成李氏、赵氏，这个就太大了，比如说，程氏，那我是不够（资格）的。我只能算是改进了三才法，用现在的名词说呢，叫改良了一下"三才法"。

田　原：应该说您把古代的"三才法"更为规范化了，用一种现代的思维方式进行了改良，更简单易行，更容易被现代人所接受，也易于推广，所以才受到这么多国外的针灸医师推崇，简明好懂啊。

程莘农：我是从教学出发，来谈这个"程氏三才进针法"，我感觉，教学中，用"程氏三才进针法"，效果就比较好了。因为什么呢？用这个方法扎针很快，将它用在临床，可以不受太多复杂手法的限制。

田　原：而且下针干净利落，4、5 下就到关了。

程莘农：最深的，最多 5 下子。而且我尽量不用长的针，我现在有一寸针就行了，三下子。中医所说的一寸针啊，实际上我们测量过，实际尺寸只有八分。这个针啊，不能够全进到皮肤里啊，靠近皮肤的部分要留出来。方便拈针和拔针。

田　原：全凭手指的力道。

程莘农：捏得紧，捏针的手法要紧。"手如握虎，势若擒龙"，你的气势要到手上啊。

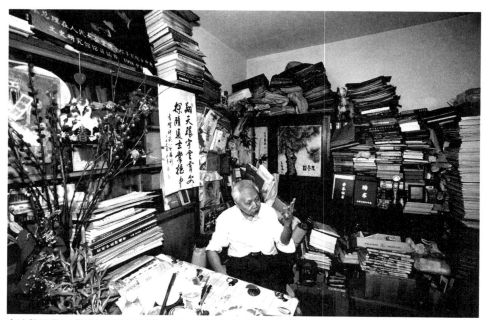

在这间不足 20 平方米的卧室里，堆满了已经泛黄的病例、书籍，桌上则时常摆着程老爱吃的点心、牛奶、葡萄干儿……

10. 针灸，是以气御针

田　原： 其实在您这儿也有一个"循经感传的过程"，像打太极一样，要让自身的气灌注到指尖儿。武侠小说里都有"以气御剑"奇功，您这是"以气御针"！

程莘农： 手如握虎嘛，要有力。我手里捏着针，你想把我的针从我手里拿走，不太容易的。我拿针拿了多少年了，就像写字的人拿毛笔一样，你想从我手里把笔拔走不太容易的。（笑）

田　原： 我可要现场试试您的功力了……

　　画外：程老果然找了一根针，用食指、拇指、中指的指腹把针捏住了，青筋历历。三根手指捏着针柄，看似随意，趁着不注意，我突然去拔指间的针，却愣是没有拔动分毫……

田　原： 您这手上的功夫可太厉害了，果然是练家子！如您所说，捏针和拿毛笔是一样的，腕要虚，掌要虚，手指的力道却是实的，才能下笔如有神。看似轻巧，实则一切尽在掌握。您这大半辈子写毛笔字的经历，也都是在练指、腕上的功夫呀。

程莘农： 手如握虎嘛，抓针要像抓老虎一样。但是，腕部还不能用力。腕部用力，这个扎针的力度就太大了，太大也不行的。我们手指要用力，腕部呢要虚，灵活得很。要是腕部也用力，呵呵，那不跟纳鞋底一样了嘛。（笑）

田　原： 我一直就挺怕扎针的，从来不敢扎，但看了您这手功夫，我决心亲身体验一下，要不您在我手上试试？

程莘农： 行啊。

　　画外：程老是爽快人，用酒精在我手上合谷处简单消毒，还没等我反应过来，针尖儿已经刺进去了，果然轻巧，没半分痛感。随着手指捻转，酸麻感开始顺着手臂向上蔓延，程老迅速出针，整个过程不足一分钟。

田　原： 果然不疼，就是酸。

程莘农： 不疼，因为它快嘛。但是有些穴位呢，扎上去会疼，像扎少商，那肯定会有痛感，但也不是太疼。

为什么我们敢于训练学生，而且我们训练出来的学生，到外面去扎针，现场的反应都很好的。因为我们的学生都是医生，他会诊断，我们在他原来的医学基础上，再教他扎针。我们现在中医大学的学生，学针灸，也不过就给他们半年的实习时间啊，而且是叫他们在临床上观看。我们呢，就很有现场感，我们的学生一来，我就要教他练好我这个三下子，然后就要他亲自动手扎。

田　原：以前我们都打过肌肉针，那个针扎破肉皮时，应该像捅破一张纸一样，有个突破的感觉，但是您扎针就没有，很轻松，没等感觉呢，就进去了。

程莘农：对啊，这就叫快速进针嘛，用手指的力量，快速突破你的真皮层，就不疼了。这针灸的针啊，针尖跟注射针不同，是麦穗状的，圆钝的尖，针身又有弹性，不会撕裂组织，不让人觉着疼。

田　原：学过"程氏三才进针法"的针灸大夫都能达到这个程度？

程莘农：我们这儿的学生都是这么训练出来的。我们上课，我扎左边的穴位，叫学生扎右边的，我站这边，他站那边。过了两三天，我们的病人就不要我们扎了，学生就可以扎了，我们就不上手了，就这样带的。你到我们这学针，只有三个月的时间，如果不上临床，不扎针，光是读一些理论的东西，学出去有什么用呢？不能给人治病啊。我们的学生带出来都是很好的，从我们这学回去的学生，马上就能在病人身上针灸。

田　原：扎针想要达到您这个境界，我发现还有个秘诀，是学不到的，必须要用心去悟，去修行，就是您讲的，医者要有浩然正气，要心存善念。您通过多年的经验，给针灸学子们找到一条入门的捷径，入门以后呢？还有更远的路要去走。

11. 养生之道有两个：一不生气，二不吃饱

田　原：一辈子扎针、写字，一辈子都在修炼调息和守神之道，我觉得这是您的养生大法，所以记忆力这么好，什么事都记得很清楚。眼神儿也好，精气神都这么充足。除了这个大法，还有什么其他具体的养生之道吗？

程莘农：我的养生之道，现在是两个：一个呢，不生气，人家骂我，我也不睬他，我这个耳朵进，这个耳朵出，有的时候我这个耳朵进都不进。如果人家骂我，是因为我错了，我会跟人家说是我的错，我马上向人赔礼道歉，怪我不好，对不起；如果不是我的错，跟我没有关系，我理都不理他，我不睬他。过了几天呢，他弄清楚了，知道是一场误会了，这事儿就过去了。第二呢，我吃饭呢，吃个八九分饱，我不吃足了，这饭呢，我总留一点，还有一口，我就不吃了。

田　原：从什么时候开始的。

程莘农：好几年了。

田　原：吃肉吗？

程莘农：无所谓，我吃肉也就吃三五块嘛，这个我无所谓，有没有菜我都能吃饭。

田　原：没有特殊的需求。

程莘农：没有的。

田　原：我觉得像您这样的大家的养生之道，激情也是很重要的。您有一份对中医的热爱和对针灸的激情，才让您看着这么年轻。您眼睛动过手术，现在状况怎么样？

程莘农：五六年了，我到同仁做的，两个眼睛都治了，住了两个星期。我现在不戴眼镜都可以看得见字。我天天看报纸啊，杂志啊，我也不戴眼镜，我就看个大标题。小字呢，我也能看得见，但是跟我没有关系的我就不看了。

田　原：还特别喜欢看电视？

程莘农：啊，看电视。我就躺在床上，看书、看电视。把电视开着，躺着就睡着了，电视还开着呢，我心里本来想多看一会儿，但是就睡着了。我在家不关电视的，出门才把电视关上。

12. 握了大半个世纪的针和笔，都放下了

田　原：您现在也不扎针了，也不写字儿了，积了大半个世纪的"功力"，就这么扔下了？

程莘农：写字我们下了功夫的，我6岁就开始写了，我都写了60年了，不是不用功夫的。后来我因为搞针灸了，不干中医了，也就不写字了。我看病就用针灸，但是呢，我也觉得对不起我的中医老师，老师对我很用功。

田　原：您也很厉害的，二十五六岁的时候就能卖字啦。

程莘农：因为没有几个人找你看病的嘛，就卖字也卖不了多少钱啊。那时没饭吃啊。那没的饭吃怎么办呢？就去广州找找出路。我回家的时候，已经是半年以后的事了。这会儿就是共产党、国民党打仗的时候嘛，我们家的小院子里，左右的房子都是瓦房，他们就在我们大门口，起一大炮楼，我们就变成他的机关枪阵地了。淮海大会战的时候，本来是要打我们淮阴的，淮阴还要抵抗一下，后来也不知道为什么就没打。一直到后来炮楼才撤掉了。

田　原：卖字儿的钱够吃饭吗？

程莘农：也够吃饭的。因为呢，我写字多呀，一张要写五百多字啦，五百多字一张。一张能卖四块钱，到南京去卖。我有一个朋友到南京去，他在南京把字都裱起来，裱成中堂的，一张就能卖到十块钱。他收我的字，我就过去了。到了那儿，我就写啊，我能写多少，他都要；还有一个朋友呢，是卖画的，他也收我的作品，让我画人，他去卖。画呢，比较好卖一点；字呢，比较差一点。但是在南京呢，因为国民党就驻在南京，去的人就多啊，市场也比较大，还是很好卖。

田　原：空闲的时候就写字儿？

程莘农：写字也不常写。但是写字呢，我们总有点名气，我们姓程的嘛，我父亲过去就教学生习字的啊。后来我跟一些朋友呢，就成立一个班子，研究正楷书、草书、隶书、篆书什么的。我们是四个人，这四个人呢，写正楷的，写的相当好，姓吴，叫吴瑞安，他也是我父亲的学生，跟我也是师兄弟的关系了；写隶书的叫张志意，也是我父亲的学生；写篆书的姓程，和我们一个姓，是我们本家。唯独草书没人写。原来我是不写草书的，因为没有人写，我就写了。

我就把草书帖拿出来看一看，就把草书写出来了。我还写了一张送到裱画铺

里，裱起来，贴在墙上，就贴在他裱画铺子的墙上。铺子来了人呢，都走来走去的看那。裱画铺的老板说这是你写的草书？不错，能看得过去。这以后我就写草书了。正、草、隶、篆就都在我们这儿。后来画画的也找四个人，画人物的、画山水的、画临摹的。画画的人呢，不是我们淮阴市里的人，是淮阴区下面一个县里叫顺阳的地方的人。他们四个画画的人，也凑成了一套班子，我们就是八个人了。如果有谁要请我们去，八个人都要请到。

田　原：有点儿八君子的味道。

程莘农：哦，我们八个人当时还是很不错的。鬼子当权时，淮阴市市长姓郑，叫郑大帅，是第一区区长。他很有学问的，鬼子就让他当我们淮阴市的市长了，鬼子市的市长。他经常请我们吃饭，到他家里写字。其他的人请我们呢，我们也照去。

田　原：当时主要有什么事请你们去？结婚？

程莘农：哦，有结婚呀，还有什么特殊的事情，也都请的。但是请我们也不容易，都有点名气，也不是所有的请都去了。

田　原：属于名流了。

程莘农：也不是名流，就是有点名气。任何人对我们都还比较客气的。那时候我们都是二三十岁的人，差不多同龄。

田　原：您什么时候开始跟徐悲鸿、张大千在一个画班儿习字的？

程莘农：就是一个中国画会嘛，我们都是那儿的会员。我们也是上海中国画院的会员，他们也是会员。但是我们是外埠的会员。

田　原：经常见面吗？

程莘农：也不见面，就是同一个会的，同一个会的人很多。但是呢，互相都知道，因为入会不是随便可以入的，都要有一定资格的。

田　原：都得有点儿"绝活儿"，您那时候的"绝活儿"是什么？

程莘农：书法，我就是因为书法入会的。我五六岁就开始习字了嘛，到现在都写了 80 年了嘛。

田　原：写了快一个世纪了！您刚入会的时候书法能到什么程度？

程莘农：那时候我的书法已经可以了，裱起来还可以看。

田　原：那时侯您就已经有自己的风格了？

程莘农：我五六岁开始学着习字的时候，是我父亲教我；后来呢，我又跟老师学。但是我们老师呢，跟我父亲教的不是一派的。后来我的风格就随着老师了，开方子的时候呢，也是随着老师的风格。因为老师名气很大啊，就学老师，跟老师习。后来我就参加了这个画会。

田　原：谁名气大就跟谁学。（笑）

程莘农：我们习字的人啊，应该先习结构；然后是大篆小篆；回头再写隶书；然后才写正楷、草书。习字应当按这样的顺序。但是我父亲教我的时候呢，让我先习的颜真卿，那应该是最后才习的啊，等于这个顺序颠倒了，字的古典风味就差了，就不及先写结构的这种好。但是呢，我还是成为上海中国画院会员了。

田　原：您处在一个特殊的年代，国共关系很紧张，而且您所在的画会，还有那么多举足轻重的人物。有没有一些很特殊，印象深刻的事？

程莘农：有啊。上海中国画院的会员齐白石呢，收了个徒弟，是蒋介石手下的嫡系，叫陈可富的，也是个头子。后来拜给齐白石当徒弟了。所以共产党的时候齐白石就倒霉了，说他收了一个国民党的大头子当徒弟，不是反人民嘛。他说不清啊，因为陈可富确实是蒋介石手下的嫡系嘛，他收陈可富当徒弟，他也不能不承认啊。后来就像文化大革命的时候一样，挨斗了。但是后来也没事了。

田　原：怎么"平反"的？

程莘农：齐白石看毛主席去，毛主席留他吃饭，一碗面条。毛主席就是这样子，他每天的生活，也跟大家一样的。那天呢，毛主席就没有吃，厨房的人弄来面条子以后呢，就当着毛主席面，把这碗面送给了齐白石，他吃完面才走。毛主席对齐白石很尊重的。

田　原：程老，今天咱们不谈太多了，怕您太累了。改天我们再谈，不谈针灸了，谈中医的问题。

程莘农：再不谈了，不跟你谈了，谈中医我不谈，谈了也没用。其他的我都谈过了。（笑）

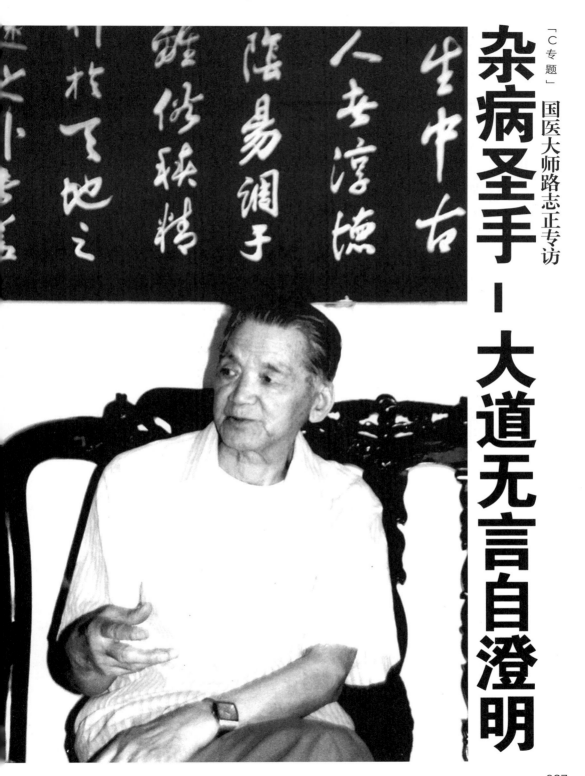

杂病圣手 — 大道无言自澄明

记忆

每天早晨，一位晨练老人都会与北海的湖水相约。面对湖水，老人若有所思，悠悠打出一段太极，在招式的起承转合之间，时间静默无声。老人或许在回忆什么？是他曾救治过的最危重的一位病人？是他参与过的那几次重大公共卫生事件？还是六十多年前一天夜里老师给他的一句意味深长的话？

这些都有可能。因为，他是一位为中医药发展献出了所有智慧和心血的医之大者。在他为医的一生中，曾扮演过多重角色：救民于水火的医生、鞠躬尽瘁的政府官员、为中医药事业奔走呼吁的社会活动家、传道授业解惑的师长……

他，十七岁即开始行医，年纪轻轻就赢得医名；他医术高妙，善于从脾胃论治各种疑难病症，一生活人无数，被誉为"杂病圣手"；作为卫生部的技术官员，他在那"用西医改造中医"、"消灭中医"的议论甚嚣尘上的年代，心怀天下苍生，以对中医坚如磐石的信心，一次又一次地为中医药争得了大放异彩的机会，有力地维护了中医的尊严……

这位每天早晨在北海边悠然打拳的老人，就是路志正，一位用博大情怀托起中医、守护生命的国医大师。

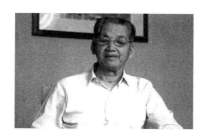

〔人物档案〕路志正，生于1920年12月，国家首批"国医大师"。国家级非物质文化遗产传统医药项目代表性传承人。首批获国务院政府特殊津贴的名老中医。中国中医科学院资深研究员。曾任第六、七、八届全国政协委员，国务院参事，中华人民共和国药典委员会委员，国家食品药品监督管理局新药评审委员会1～3届委员，国家中药品种保护委员会委员。幼承家学，1934年入伯父路益修创办的河北中医学校学习，并拜山西盐城名医孟正已先生为师。

采访现场：

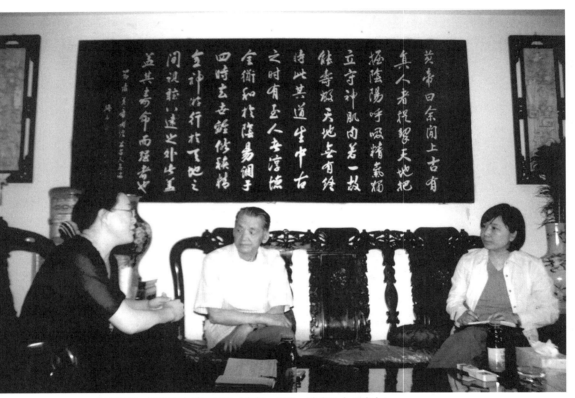

北京鼓楼，路老家中采访现场（左起：田原，路老及女儿路杰）

1. 石家庄乙脑瘟疫，证明中医治疗是有疗效的

北京的夏日，鼓楼西路2号，毗邻中国工程院的一栋小楼，路志正教授的家里，有一种肃穆、宁静致远的气氛，这种氛围，对于一个不断省视自身、探寻人类未来生命答案的中医人来说，无疑是妥帖而完美的。上午九、十点钟的阳光，透过薄薄的窗帘，给宽敞的大厅里撒进一片清辉，一片温暖，我们围茶而坐，拥着共同的中医情怀，听路老娓娓讲述他70多年间的中医故事……

田　原：路老，看您的身体这样硬朗，生活起居一定很有规律吧？

路志正：现在很有规律了，我是六点吃晚饭，然后看新闻，政治学习，关心国家大事，看新闻呢，好的就看一点，不好就不看了，就散步了，围着这个院子散步，在北海后面打拳，早晚都出去锻炼。

田　原：是早晨打拳，还是晚上打拳呀？

路志正：早晨也打，晚上也打。围着这个楼散步，昨天还转了三圈呢。

田　原：三圈下来感觉累吗？

路志正：没事儿，很轻松的。每天都是这样锻炼的，回来就洗洗脚呀什么的就睡了。

田　原：路老您刚才说，要养生，做事就要有节制，不要做超负荷的事，可是从您几十年的追求与奋斗来说，您付出了太多，为中医药事业做出了非常大的贡献，那么，您怎么看待自己这一过程？

路志正：这个问题是这样的，在旧社会呀，我们中医是没有地位的，基本属于自生自灭，建国以后，党和国家很重视中医工作，我们这些中医工作者，特别是老年中医工作者，就觉得一定要多做工作，只要对中医事业好，我们就去做。哪里还顾得上其他的了，能为中医事业做点事情，就是最大的愿望啊。

田　原：从自生自灭，到被国家重视，这个转折太大了，老一代中医人激动的心情可想而知。也是由于这样的工作热情与投入，路老您在50年代初，就被调到了国家卫生部工作。

路志正：那个时候，我们那些老中医们都是多做事，多提建议，给有些部门参考呀，都是这样的。

1952年，我被调到了卫生部工作，当时是李德权当部长，贺成副部长主持工作。这时候呢，虽然中央提出来团结，但总体还是要改造中医，学习西医。因为我们这些老中医没有学习过西医，所以后来有那么一段时间，被迫接受改造，学习西医。

现在我回想这个问题呢，其实是一件好事，不是被改造，反而是增加知识。你说当时我们这些人，都有几大共性：第一博学，对中国文化都有很深的造诣；第二古典医籍读得多；第三，都有长期临床经验。在这些前提下，再学习西医的临床，这里面有很多我们中医可以利用、吸收的，对我们有帮助啊。

所以，以后在碰到具体问题的时候，我们对西医也有所掌握了，首先考虑的还是如何使用中医来解决问题。

田　原：这也应该是最早的中西医结合的理想模式了。

有历史记载，您这个年代的名老中医，从旧社会到文化大革命，从为民众解除疾病的良医到臭老九，都不同程度地遭受了磨难和迫害，从这个角度来看，路老您是超然的眼光看待被改造的经历甚至苦难。

1955年，河北省石家庄乙脑流行，那是建国以后中医第一次参与重大疾病的治疗，并取得了极好的疗效，为中医争得了荣誉，那会儿您正好在卫生部工作吧，还记得当时是一种什么样的现实情况？

路志正：石家庄的那场乙脑瘟疫，从大的环境来讲，对我们中医是不利的。

当时石家庄有个叫郭可明的老中医大夫，用了"白虎汤"治疗乙脑，效果挺好的，卫生部就派出懂中医的人下去调查治疗的效果。派了我们三个人去。

当时，中医司刚成立，我在中医科，后来调到技术指导科，管技术方面的问题，其中有一位叫朱颜，他原来是个中医，后来因为感觉中医受气，就考了中等医学院，改学西医了，毕业后到协和医院研究药理，因为搞中药研究很有成效，再后来就把他吸收到研究院来了，三个人当中有他一个；还有汪思意，就是陆院长的夫人，她当时是外科研究所的所长，也是一个西医。

我们这样的三个人，组成了调查小组，奉命去石家庄调查。

去了以后啊，当时石家庄的病例记录也是不大完整，写得也不是那么规规矩矩，用中、西医治疗的病例也没有分开，有的病人用了青霉素，有的也没有用，但那个时候，我已经学了西医了，就知道青霉素对病毒是没有什么效果的。

田　原：很多人还不知道，乙脑是一种典型的传染病，是一种病毒感染，听说那次石家庄死了很多的孩子？死亡率是百分之六七十……

路志正：开始的时候患儿死得多呀，死亡率挺高的，后来就不多了，死亡率就下降了，因为中医参与治疗了。这些都有具体数字，一会找材料给你看就知道了，还有调查总结呢。这样呢，我们三个人就出现争论了。汪思意同志是学西医的呀，就说中医不行；朱颜的态度是模棱两可；我呢，就坚持认为中医能治疗乙脑，因为我也学了西医，也懂了很多西医的知识，所以我就坚持。回到北京汇报时，我也坚持我的意见，他们就坚持他们的意见。

田　原：您坚持使用中医治疗，坚信会取得理想的疗效？

路志正：对呀。回到北京后，到了中医局，当时薛和昉是第一任司长，就向他汇报工作了，听了我的汇报以后呢，他们就感觉我这个少数意见还挺有参考价值，不能轻易地放弃。于是就组织了第二次去石家庄调查，到了那里一看，使用中医治疗的还是有疗效，可是回来后呢，大家继续争论，没有结论。没办法又组织去了第三次，派的是部长助理，也是主管中医工作的葛德华，这第三次去了以后，定下来一个规范性的东西和方法，要求当地有关部门重新整理，把没使用过西药的患者的病例专门整理出来，以此证明中医治疗到底有没有疗效。

田　原：用中西医对照组的方式？

路志正：是的，第二次、第三次我就没有参加了，他们把病历都带回来了，把使用中西药治疗的病例详细分开，把使用纯中药治疗的病例重新整理出来，就这样比较治疗的结果，这样一来，彻底搞清楚了，也证明了中医治疗乙脑是有疗效的。

田　原：从第一次到第三次，最后得出中医治疗乙脑有疗效的结论，大概用了多长时间？

路志正：不到一个月的时间。

田　原：在当时，您只是作为卫生部的官员，而不是一名参与治疗的中医，在进行调查研究中，您一直坚持自己的观点，而且还是少数意见，为什么这么有底气？因为您自己是中医吗？

路志正：我虽然不是作为医生去的，也没有参与治疗，问题是，我到了石家庄，亲自看到了那些病历，亲自看到了中医的治疗效果，当然治疗仅仅是手段，背后是中医理论的支撑。所以我坚持中医治疗乙脑有疗效，就是比西医好。

回北京以后，中医和西医的分歧是什么呢？因为当时石家庄没有中医治疗的大量的临床统计，那么从西医的角度来看，乙脑这么危重的病情，你中医肯定是控制不了的。所以到了第三次去，就把那些已经使用中医治疗的病例进行总结，不到一个月的时间，就总结出来了，证明了中医治疗乙脑是有疗效的。

2. 北京的脑炎就要用"苍术白虎汤"了

田　原：也是因为有了您的坚持，才有了后来的第二次、第三次的深入调查研究。您说中医有效果，就是因为石家庄的中医郭可明使用了"白虎汤"吧？

路志正：也根据患儿的症状，又结合他使用的这个方子。我认为符合中医治疗瘟病的理论，"白虎汤"里主要一味药是石膏，有解热、退热的作用。

田　原：治疗的理论是什么呢？

路志正：这个理论很好解释的，乙脑的症状是头痛、高热、抽风、昏迷，属阳明证，中医经典里面讲，乙脑是阳明病，也叫暑瘟。就是说，患儿的主要症状都表现在阳明经上。

田　原：当时患儿的症状就是高热，神昏，抽风，烦躁不安？

路志正：对。大便有泻，也有干的，我认为是比较明显的阳明经病。在气分上。后来呀，我就坚持中医一定能治疗好，就五六次去领导那里汇报，最后终于坚持了下来。

"白虎汤"的适应证有四大症状：大汗、大热、大渴、脉洪大。还有患者的烦躁不安。这是从历史的治疗经验上总结出来的，这样呢，就肯定下来了，以后，就在全国推广了。

田　原：只要出现了这四大症状，就可以用"白虎汤"？

路志正：还要因地制宜。紧接着第二年，北京就出现了脑炎，哎呀，我那会儿可真的，这个紧张啊，这回大家都在看着你呢，因为你调查了，你坚持说中医能治疗脑炎，这回在首都又出现了，怎么办？那可是首都啊，心里真是紧张啊，当时，形势非常严峻，国家也组织了专门的人力，组织专家，在儿童医院、传染病医院进行视察治疗，蒲辅周教授，蒲老，包括儿童专家赵心波，很多名老中医都参与进来了。那会儿就跟打擂台一样。

田　原：当时北京的脑炎发生在几月份？

路志正：也是暑期的七八月份，这些中医专家就考虑到什么了呢？北京的气候与当年石家庄不同，大家就提出来，在北京治疗不能单独用"白虎汤"，因为北京的七八月份属于高热、高湿，治疗的时候必须要除湿，要用"苍术白虎汤"。

田　原：经过这样的治疗以后，北京的脑炎很快就被控制住了？

路志正：是的，很见疗效了。这样一来，我才松了一口气，紧张感就下来了。哎呀，当时真是太紧张了，那么多人在看着我呀，这次如果过不了关，可如何是好呀。（笑）这是首都啊！

田　原：我这里听着都替您捏着一把汗。结论是，1955 年石家庄的乙脑和1956 北京的脑炎都在暑期，两个城市又距离很近，而北京的脑炎不能单独用"白虎汤"治疗，就是因为石家庄偏热，而北京热中有湿，必须用苍术。

路志正：对呀，就像 2003 年，非典那年的天气，湿就偏重了。我为什么坚持这个原则，因为中医是以疗效为基础的，实践是检验真理的标准，疗效检验真理，如果你坚持正确的中医理论，就一定会有疗效啊。

田　原：这样子一来，领导都信任您了，听说有的首长就跟您说了，有嘛事儿，您就说话呀，我给您做主，您发表意见吧……（笑）

路志正：（笑）是啊，就石家庄这件事，我坚持了三次，才得到了结果，也得到了领导的认可。所以说，要做好什么事情，一定要有勇气坚持自己的观点。

田　原：50 年代，路老您还年轻呢，才三十几岁吧，那时候什么脾气呀？

路志正：就是敢说真话，说实话，敢于坚持。就石家庄这事儿，我就顶着很大的压力，力主中医治疗乙脑有疗效，敢说真话，就那么坚持下来了。

田　原：而且还是人命关天的危重时刻，路老坚持原则的个性魅力由此可见。

但是，我觉得，也是跟您多年的临床经验与学术研究、理论建树有关，有了这些，让您的心里有底。

路志正：对，心里有底。

田　原：可是，即使今天，也有很多临床医生，也有临床经验，但是关键时候，他就很不自信。

路志正：他们就不敢坚持了。我们那个时候，是个特殊年代啊，那时候刚刚改造完中医，中医政策都是在试验阶段，在验证中医啊。

田　原：在那样一个大的社会背景之下，您还敢于这样坚持，真是不简单呀！当时就没想过，如果坚持错了会怎么样？

路志正：没想过别的，就想着坚持为中医事业，坚持为党的事业，就是要看疗效。

田　原：万一治不好呢？没想过这个问题吗？（笑）

路志正：（笑）治不好……治不好就说明我们是错的了，当时就没想那么多……所以这个问题说明什么？我们一定要坚持，要敢于为中医呼吁。

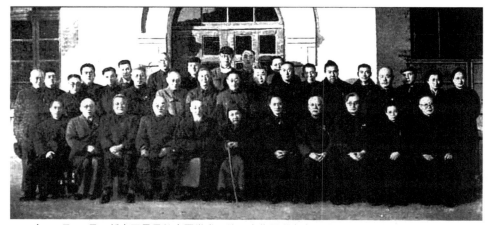

1653 年 11 月 18 日，新中国最早的中医学术团体，中华医学会中西医学术交流委员会成立合影。委员会的任务是：交流中西医临床经验并普及学术，提供医学上的各种研究问题及收集有关参考资料。路志正与萧龙友、施今墨、赵树屏、魏龙骧一起，被聘为首届委员。

3. 在卫生部工作，是一个"无名英雄"

许多人怀疑中医的作用，就如同怀疑那些来自于祖先的生活方式一样。面对这样的质疑，路志正和他的经历给出了鲜明的回答。许多年过去了，路志正依然坚持使用毛笔书写，那些古老的符号在纸面上自由地舞动，就像那是自己手指的延伸，一手漂亮的书法，令一个时代的人们啧啧称奇；他依然能大段背诵《内经》，背诵的时候是那样的投入，好像在享受讲述自己家族故事的过程。

在这个时代，路志正就像那些从他手中蜿蜒而出的文字一样，开始被奉作传奇。一辈子的坚持，坚持的是一种对于中国价值的信仰，是一份充满生命激情的责任。路老端坐在客厅的沙发正中，在他的上方，是一幅木版的书法雕刻作品，立意高远，古色古香，行书流畅隽美，笔力入木三分，材质像是红木，或许是紫檀木，上面雕刻着路老手迹《黄帝内经》。

田　原：这个坚持的故事在告诉后人，如果我们真正热爱中医，了解中医，掌握中医，在大是大非面前就有勇气坚持下去。

路志正：也得有科学的，实事求是的态度，绝不能夸大。当时还有一个案例，就是安徽最早的时候，治疗白喉用什么呢？用"养阴清肺汤"。

我们在技术指导科啊，得到这个材料以后呢，通过研究，觉得很好，可以继续推广，就上报了卫生部的中医司。以后呢，就由天津的施秀章，他是协和毕业的，搞传染病的，根据这个"养阴清肺汤"的方子，他搞了一个"咽白喉合粒"，那个年代，治疗白喉用的是血清疗法，但是血清很贵，短缺，治疗白喉用血清，咱们国家买不起呀，那么，这个"咽白喉合粒"就解决大问题了。

田　原：填补了我们国家因缺少白喉血清的医疗空白。路老，我给您回顾一下，您在卫生部工作的时候，为中医事业做了很多工作，坚守了中医事业的阵地，相信这样的事情一定还有很多。作为卫生部那样高层的政府官员，如果当时您不为中医事业坚守，没有为中医事业寻找发展的机会，今天的中医可能就是另外一番景象。

路志正：我们那个时候，真是做了很多工作呀，是真正的无名英雄。（笑）大家为了中医事业，那是真真实实地帮助当地政府总结经验，像当时安徽治疗白喉，使用的这个养阴清肺汤，地方政府上报了这个材料，我们看到这个材料以后，一点不敢大意，认真地调查研究，分析其合理有效的作用，还要帮助地方总结经验，并指出来怎么样去发展；如果我们调查研究了，觉得不合理，就要把它撤掉，那么撤的时候也要给人家做工作，跟人家讲，你这个怎么没有道理，怎么没有效果，这样的事我们也做过很多。

田　原：在当时，也就是 50 年代，地方政府上报卫生部的有关中医医疗的事情很多吗？

路志正：多得很。这就需要我们做大量的调查研究，辨别真伪。你说，没有一定的中医理论和临床经验，没有对中医事业的高度责任感，哪成啊！

那时我们经常要对各地上报的大规模流行病进行调查研究，好定治疗方案啊。像流脑、白喉，都是这样的，还有一次是血吸虫病。

田　原：是 1956 年吧，华东、中南地区的血吸虫病泛滥，当时有一个统计，晚期血吸虫病性肝硬化腹水患者，多达 500 万人。您提出了中西医结合，挽救了大批危重患者的生命。

路志正：当时这个病很厉害呀，严重影响了工农业生产和人民生活，安徽歙县一些本来很繁华的地方甚至变成了寡妇村。卫生部专门组织了血防组，我作为中医专家也参加了。当时，晚期血吸虫病性肝硬化腹水的患者很多，所以开始不能用西药杀虫，因为西药对肝功能也有一定损害，虽然能够杀虫，但是能让腹水加重，必须先将腹水消退，使肝功能得到改善，才能用西药杀虫。中医治腹水效果很好，我建议中医先治腹水，腹水下去以后，再用西药锑剂杀虫治疗。这个中西结合的方案，得到了中央血防组的批准，通过实践，证明结合得很好。

我再说一个记忆深刻的，我们的志愿军在大连的时候，就报上来一个"虎挣散"，治疗骨关节结核，也是他们认为有疗效才上报卫生部的。报上来以后呢，卫生部就派我下去调查研究，同时又从研究院调来一个西医的骨科大夫，叫什么名字我忘记了，时间太长了，当时报这个材料的人是大连志愿军疗养院的院长，是个西医。我们两人就一起去调查情况，总结他们的治疗经验，并且从中医理论里面给他们补充完整，那一次，我们住在大连二十多天，最后肯定了"虎挣散"治疗骨关节结核的疗效。你想啊，如果没有人帮助他们认真总结的话，这个"虎挣散"可能就不会存在了。像这样的问题太多了，我们在全国各地总结中医治疗疾病的经验，具体就不谈了，这几本书上呀，都是下面报上来以后，我们帮助总结出来的东西，都有记载下来了……

　　在漫长的岁月过后，关于生命和身体，中国人用自己的方式参透了许多秘密。这些知识，凝结出"国医"二字。又延伸出医术、医理、医道……那无法用语言传达的更高境界。它渗透在每一个中国人的日常生活中，作为中国精神的一部分，作为"实践理性"的活化石而在这古老民族的每一声呼吸中长存。

　　真正的中医人从不会停止对于人类整体生命问题的思考。因为这并不仅涉及到健康和疾病这样的命题，更是对生命价值和意义的无穷追问。正是在这样无法被精确制导的思考过程中，我们超越理性的局限性，越加接近生命和存在本身。无法证明这种思考是否是我们降生于世的固有使命，但我们至少知道，正是因为有路志正这样的中医人的存在，中国人才有机会对生命和身体，收获一份与这个世界上任何一个其他民族都不同的真切关怀和价值体认。

　　谈话中，路老像献宝贝一样，拿出了当年的资料汇编，都是50年代由他和同事主编的中医治疗疑难杂症的案例调查和经验总结。

田　原：哎呀，这么多本呢。

路志正：当时是准备在人民卫生出版社出版的，但是，卫生部的有关领导不让，说，你不能发表，因为没有临床验证，只能内部发行，公开发表不行。

　　你看，这里还盖内部发行的公章呢。这些刊物我都还留的。所以说呀，中医走过的路啊，真是困难多得很呐，你看这就是大连志愿军疗养院张一臣院长的"虎挣散"，104页嘛，都是内部发行的。那会儿，有很多资料都是下面的西医生报上来的，但是，具体有什么理论，有什么临床价值，包括有没有毒副作用等等，他们都很难讲清楚，搞得很不规范，我们的工作就是要帮助他们将这些完整起来，在中医理论方面加以补充，那是非常地负责任，踏踏实实地干，那个时候也年轻，读书也多，写个稿子也白写，不讲报酬的，就是奉献，甘作无名英雄，不像现在这个样子，你报上来了一个中医成果，或者写了一本书，我跟你很熟，就在主编的位置上加了一个名字。这就不是实事求是的工作态度嘛。

田　原：这本还是1956年印刷的，难得您把这些刊物一直保留着。

路志正：我还有很多资料，文化大革命的时候，什么都丢了，就这些资料没有丢。在卫生部工作呀，我就善于抓资料。现在呢，是这样的，有一部分呀，是在脑子里永远记忆的，再有就是这些保存下来的资料了。你看这个案例，进行了200例的病例分析呢。

田　原：哦，还有100例是中西医对照，听说现在西药的二期临床才300例，在当时能做到200例，应该达到了目前所要求的临床验证，那么，当时这些不允许公开出版，是因为管理层对中医的不信任？

路志正：就是不信任，只能是内部参考资料，没有临床验证就是不行的。

田　原：似乎一直以来，中医被这样所谓规范或者科学的东西制约着，导致发展缓慢和被异化。现在我们来看当年这些病历，是不是仍然有研究和临床价值？

路志正：一部分还是有的，一部分还有待于进一步研究，如果当时能够真正了解，深入研究下去的话，继续走下去，研究一些课题，现在我们的中医可不得了。

田　原：看到这些50年代的资料，这些看起来已经"过时"的文字，似乎看到了中医当年被封存的另一段历史。这段历史以片段的形式，保留在您的记忆中，今天看到或者听到了，或多或少的让人心里有很多感慨。应了您刚才所言：中医的发展，从来都是艰难的前行。

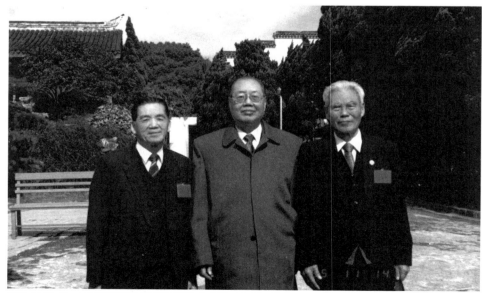

1995年11月，中国中医风湿病学科带头人合影（左起：路志正、朱良春、焦树德）

4. 用中医征服了外国元首

田　原：路老咱们换一个话题，说说您在卫生部工作之前的临床经历。

路志正：我 17 岁就行医了，一直没有脱离临床啊，在卫生部的时候，一周还有两个半天的门诊呢，在医务室。始终没有脱离临床，那时上至部长、书记，下到国务院家属，我都是义务给看病的。

田　原：那时您给看过病的，现在还有很多人健在吧？

路志正：有，那时的卫生部部长徐运北还健在呢，当时呀，就连他的家人都是找我看病的；还有当时的监察局局长贺成爱，也是我给他看病，我们的关系也非常好，他们都用中医看病，钱信忠部长也是我给看病，为他的夫人也看过，他对中医挺好的，他女儿是我的学生，为什么这些人都找我看病？关键是你用中医看病能够达到疗效，人家当然就信服你呀。

田　原：您曾经为莫桑比克总统夫妇看病，当时是什么情况？

路志正：那是 1998 年 3 月下旬的事了，莫桑比克共和国的总统希萨诺和他的夫人呢，到中国来访问的时候，提出想请中医给总统看病，就把我派过去了。到了钓鱼台国宾馆，我呢，先给总统把脉，通过总统的描述，诊断他的病症为：心神劳累，肝肾两虚，兼有痰湿为患，肺失宣畅。

田　原：劳累过度，引起心肺功能失调和肝肾功能虚弱？

路志正：对。痰湿的生成呢，与肺、脾、肾三脏的关系最为密切，所以重点在于调补肺、脾、肾三脏。我呢，当时为总统开了以养心清肺、补肾调肝为主要方法的方子，另外搭配一些保健和外治的方法。总统很认真啊，还做了记录，并且叮嘱他的助手将我开出的"中医诊断意见书"用中英文两种文字打印出来。

我给总统诊过病以后，总统就说能不能给他的夫人也诊一诊，我说行。给总统夫人把脉的时候呢，她绝口不提自己的身体状况。她把手放到脉枕上，我就给她把脉。把完脉后，我就问她：您是不是有头晕头痛、腰酸疲乏等症状？她就点头。我说您患上了西医说的"更年期综合征"。旁边翻译一说完，总统夫人就很惊讶，她觉得中医很了不起！后来她通过翻译告诉我，她在莫桑比克首都中心医院工作的时候，就对中医的神奇有所耳闻，今天特意想亲身体验一下，也想"考考"中医。

田　原：您到过10多个国家和地区,有很高的声誉,还为英国首相布莱尔治过病?

路志正：首相是因为身体不适住进一家高级诊所,请来很多专家参与会诊。这些专家们为布莱尔准备了很多治疗方案,但是效果不是很明显。我当时正在英国讲学,他们就请我也去会诊。我看了一下布莱尔的气色、身材,从中医的角度提出建议说,首相的病因是心火过旺,脾虚、肝郁、气滞,所以呢,在治疗方案中应该要注意祛湿、舒肝。这个治疗方案的效果还不错。

田　原：据说您还收了个"洋徒弟",(笑)而且这位"洋徒弟"在西医领域里已经算是学有所成了,是知名医学院的博士。并且在索伦托开了一家中华传统医学诊所,因为中医,成了当地的名人。在接受媒体采访时,他说:"中医不是迷信,而是有几千年悠久历史的科学。"

路志正：你说的是阿德里亚斯,他是法国人。

田　原：他是怎么知道您的?

路志正：他听了我儿子在法国的讲座后,给我写了很多封信,信写得非常诚恳,他说:我常碰见一些西医学束手无策的病例,我热切地寻求一种能弥补西医缺陷的医学理论,而中医在这方面的显著疗效正好符合我的要求。我希望得到正统的中医学的进修。后来,为了要翻译针灸穴位名称,他三次自费到中国来,征求我的意见,我很感动,就收了他当我的徒弟。

5. 先生说：你不读《易经》不能为医

田　原：我们知道您从小是跟着伯父学习中医的,当年那么小,为什么学习中医呢?

路志正：还是家境的原因,当时我考上了高小,相当于现在的初中,可是呢,学校离家很远,有二十多里地,光学费一年就要八九块现大洋,再加上吃饭住宿等等的费用,家里根本没有钱,上不起呀,没有办法,辍学在家劳动了一年后,就跟着家伯学习中医了。他是当地的名医,一个老秀才。为了学习中医,我开始读一些古典文学,什么四书、诗经、易经啊,以后我就去了家伯办的中医专科学校,那时我是十二三岁吧。

田　原：当时有兴趣学习中医吗？

路志正：开始没有兴趣，大人叫念什么就念什么，但是我学习很刻苦的，每天就是背啊，那时没有手表，每天看什么？看北斗星；没有电灯，开始是菜油灯，后来是煤油灯，那时候就拨灯花呀，我娘陪着我，每天念到夜里十二点多，好多要背诵出来的，紧着背还不行呢。

田　原：伯父对您的要求很严格？有没有体罚？

路志正：很严格的，但不体罚，但是我也不敢偷懒呀，他要求你每天要背下来多少，那是一定要完成的。以后呢，又请了一个孟先生，也是个老秀才，是无锡的盐商，原先是陕西的，我又跟他学习，学了以后他就说，你不读《易经》不能为医，老师就给我买了《易经白话解》，还有毛笔什么的，其实老师的生活也是很简朴的。

当时我们是三十多人的一个学校，有年纪比我大的，也有高小毕业的，生活条件都很优越，我的家境贫寒，但我很刻苦，那个老师对我特别爱护，到现在我也忘不了。也是受老师的鼓励，我也确实下了不少工夫，现在想起来，无论学习中医还是学习什么东西，没有老师是不行的。读书呢，一个是启发式的，一个是自发式的，一旦被激发出来热情或者找到了一把钥匙，这样就好了，所以说老师的方法和爱心很重要。对每个人来讲，不发奋是不行的，光靠老师教也是不行的。

学习中医是很枯燥的，开始我也不愿意学，一个十二三岁的孩子，有时候就想，读书还是很苦的，可是家里大人说了，你不学习中医，你就锄地去吧，太阳晒得很热的，还要出大汗，我就又哭了（笑），想来想去还是读书吧，就这样被大人激励着，就又回去学习了。再有一个就是看到老师给病人治好了病，为病人解除了痛苦，就又激发了自己好好学习中医的决心。

田　原：12 岁开始学习中医，学习了 5 年，您出徒的时候 17 岁了。

路志正：15 岁，我还在学校的时候，日本鬼子就来了，那个专科学校没办法再读下去了，正好我们那里有一个世界红万字会（编者注："红万字会"即"红卐字会"，是国际救济组织，受世界"红卐字会"资助。世界"红卐字会"中华总会成立于民国十一年十月，相继在全国各省、市、县设立分支机构 317 处，并在朝鲜、香港、南洋等地设立分会。中华总会以办理赈务救济及各项慈善事业为宗旨。红十字会会旗上的"卐"字，原是佛教始祖释迦牟尼胸前的一个符号，表示"吉祥万福"和"吉祥万德"的意思。佛教流行于世界，世界需要"万福"和"万德"，以人道主义为宗旨的全球性的慈善团体就选中了这个不带任何政治色彩的，用三根经线和三根纬线组成的卐字作为自己的标记）。

家伯是这个红万字会河北分会的会长，他就开了一个布施诊所，就是不收钱，给人看病的诊所。我就到了那里给家伯抄方子。那个时候啊，哪儿有圆珠笔，更没有复写纸，都用毛笔写，开始我写的字是老师的字体，里圆外方的字，又慢，又很费劲，跟不上老师开方子的速度。抄的那个方子需要留有存根，抄了这边抄那边，中间一个施字，多少号，多少号，每天要统计出来开了施字多少号，这样子呢，就跟不上去呀，不行啊，老师开的方子还要脉案，证候啊，什么病啊，什么方子啊，这些都要给抄下来，写字写的，就把这手指头啊，磨得脱了一大层的皮，你看现在还是这个手指薄，这个手指厚呢，那会儿就发炎了，掉了一大层皮，以后就学半截碑了，王羲之的，后来改行书了，就快一点了，就是硬逼出来了。一直到现在，我还是这个字体，改不了了。以后呢，除了抄方子之外，就出去独立应诊啦，老师上年纪了，看病就派我去，出去看完病以后，把脉案，什么证候，什么条件，写得很详细，回来先给老师汇报，然后我提出意见供老师再参考着开方子，以后都是这样过来的。我们那个时候，都有这个过程的，先是跟在老师身边抄方，出诊，然后回来汇报，老师再开方子。最后能自己开方子。

6. 蝼蛄、屎壳郎，通下有大功

田　原：再后来老师看你的方子成了，就可以不动了。这也就出徒了。路老还记得自己最初成功的病例吗？

路志正：倒有一个失败的例子，记忆深刻。是我的一个亲戚，舅家的一个孩子，也是十六七岁吧，是关格病。是1937年的事情，那时我就很忙了，也有了一点名气。

田　原：关格病？此病是什么症状？

路志正：就是上面不能吃东西，下面大小便不通，表现症状还有嗝逆。就相当于现在的尿毒症，小舅呢，就让我去给看看，开始我也没有时间去，后来找个时间就去看了，到那儿一看，病人肚子胀得很大，脉细弱，我舅家的表兄呢，也是搞医的，他那会儿就会使用西药了，给病人打针利尿的办法都用了，没有好转的，回民有一味中药叫肾金子，传统上用它可以利尿，也给病人吃了，但是也没有效果，当时的情况是，家里已经准备好了棺材和寿衣。

这种情况下，我就给开了《张氏医通》里面的一个外用的方子，是张路玉的外治法。因为病人小便出不来呀，腹胀得非常厉害。用什么呢？大葱白、川椒、麝香加水熬，然后让病人坐浴，就可以把小便给引出来。这样呢，家里人就开始给他烧水，熬药，我去的时候，病人是平躺着的，我就讲这种体位不行，得变一变，怎么变呢？上身垫高点儿，半坐着，斜坡上去，这样大家就要抬他，他说，不用你们抬我，我自己能动，听他这样说，大家就让他自己动了，这一动不要紧，病人眼睛就翻白了，人马上就不行了，我立刻给他扎人中穴，噗的一下子，拔出针的针眼里都是水了，我说病人没得救了，大家就开始给他穿衣裳了，人就死了。表哥就说我，你看看说不叫你来嘛，你来了可倒好，连片药都没有吃就死了，因为都是亲戚，家里人也都知道他不行了，都已经准备好了后事，就没有人再责怪我。

病人就是动了一下，就死了，虽然大家没有再说什么，可是我的心里难受啊，这叫看的什么病啊？我就和表哥说，咱俩一起研究研究吧，看谁能先研究明白这个病。

田　　原：您就回家琢磨去了，您认为这件事砸了自己的招牌？

路志正：是啊，这是最大的一件事了，回家后，我就研究这个问题了，那时我还写过一首打油诗，现在我还记得呢：关格之症罪难当，最忌起卧在床上，动时一个不留意，崩破膀胱立死亡。在中医里面呀，翻白眼，就是崩破了膀胱。膀胱坏了，急救也不行了。

田　　原：这首打油诗您还记忆犹新？看来这个病例对您的刺激很大。

路志正：这是失败的教训啊，以后我就下功夫研究这个病，就请教老师了，老师说这个病啊，很麻烦的，他吃不进去，排不出来，这种情况老师主张用温通的方法，应该用四逆汤。我根据老师的意见，仔细研读。《本草纲目》中有记载：用蝼蛄和推粪车，蝼蛄能治疗十二种水病，其中包括这种肾腹水；还有推粪车、铁将军，就是民间叫屎壳郎的一种虫子，这种虫子本身就在粪便的环境里生长的，所以它能通大便，蝼蛄能够利小便……我自己琢磨呀，治这种病啊，一个要利小便，一个要通大便。可是，我发现病人的心脏不行了，中医讲就是肾阳不够了，诱发不了，怎么办？用附子、肉桂温肾阳，这就是老师讲的温通法，温肾阳，帮助气化，然后呢，再用铁将军和蝼蛄……

田　原：（笑）还真让您给琢磨出来了，后来您又遇到这种病人了吗？

路志正：半年以后吧，又遇到这种病人了，是个二十多岁的妇女，因为别人给她治病，造成了针灸感染，小便不通，她的肚子胀得很大，不能睡觉，到了不能碰一下的程度，要用东西把肚子周围支撑起来，才能盖上被子，我给她开了这个方子，开方子之前我就请教老师，老师说，哎呀，这个铁将军的通下功效很厉害，要问清楚患者是否怀孕，如果怀孕了，万不能用这个药，否则不是把孩子也顺便给通下来了嘛。我就问她是否怀孕？她说没有，我说那好了，就吃这个方子吧，我就让她吃了。同时我告诉她和她的家人，你吃了有没有效果，有什么反应你一定要告诉我。

田　原：这推粪车和蝼蛄怎么个吃法呀？

路志正：把蝼蛄和铁将军研成粉，用四逆汤送这个粉，我那时候年轻啊，很惦记这个病人。可是，他们第二天也没有派人来，一直到第四天来人了，说，哎呀，吃了药以后，拉出的大便像羊粪蛋一样，几十个，小便排下来后，把她都泡起来了，以后这个病人就好起来了。后来还有几个这样的病人也都治好了，我就摸索出了规律，可是，后来也没有条件再继续研究下去，这是受当年条件的制约。

田　原：挺遗憾的，这种治病的方法，在民间不知道还有没有？听说路老当年很小的时候，治愈了很多急性病呢，在当地被称作神医。

路志正：其实哪里有什么神医，就是功夫下到了，治起病来心里有谱。当年也治愈了很多急性病。记得有一例病人，中医叫汗多亡阳，现在叫休克，就是出大汗之后，损耗阳气的意思。是个三十多岁的回民，我给他看病去了，哎呀，当时这个病人全身都是汗，腾腾的，就像蒸馒头一样，不一会儿，七八条毛巾就都湿透了，我就赶紧给他用参附汤，人参和附子各一两，一边煎煮一边喝，过了三个小时以后，他的汗就慢慢停下来了。

田　原：这是什么道理？

路志正：回阳救逆，因为他出汗多了，动力耗散了，所以就给他用这个参附汤，回阳救逆。

7. 小经方，中医里的特种部队

谈话之中，几次想问路老，那一手漂亮的书法是怎样练出来的？可是都因为时间紧迫而不忍插话；或者说：就我们所接触的中医大家们，医道精深自不必言，仅是这一笔字中所涵养的人文境界，就足以令我们、尤其是当下的所谓名人大腕们顿感汗颜了，国学，国医，无学不成医，无学又哪来国呀！

还是忍不住跟路老讨字，或者给中医写几句话，路老说：最近事情太多，缓一缓，再写给你们……中国传统医学的知识系统，来自于千万代先人的生活经验和生存智慧。当那些巫师们刻在牛骨上的扭曲符咒，变化成舒展在竹简和丝帛中的横平竖直后，那些伟大而精微的智慧，也随着朝代的更迭，贤哲的辈出，逐渐堆垒成卷帙浩繁的各路经典，终如一棵万年的老松，高大而沉默地矗立在中华民族的智慧之峰上。

像每一个希望在这片汪洋恣意的遗产中寻得生命秘密的中医人一样，路志正在古人那些简洁的表达方式和与这种简洁完全相反的复杂内涵面前保持着一名小学生般的谦卑态度。如果说以《内经》为代表的中医学说更多的是强调一种对生命过程的觉悟，以及相对应的生活态度，那么，在路志正这里，这种觉悟，已经内化成了他心中信守的准则；这种态度，也被自然而然地演绎成他精彩而深沉的一生。

从经典中走出一条气象万千的新路，则又是每一个中医人都梦寐以求的。纷繁复杂的辨证、方剂、经穴……犹如宇宙诞生之初的种种射线和粒子，而将所有这些化入丹田的一口气，就如从"六十四卦"的万千搭配和变化，倒推回那本初的"太极"一般，不仅仅是化繁为简，更是一种至纯至高的境界。

万流归一，穿过重重的藩篱，发现一片真正的清澈和精微。

田　原：谈到附子，现在很多医生，都会用附子什么的，实行回阳救逆，我们知道山西的李可老师，他也是善用附子这味毒药，而且用量非常大，临床用过有几吨之多！

路志正：这个问题比较复杂，我不在卫生部工作之后啊，也就是80年代，为了学习治疗风湿病，如何用乌头汤，我就调查了，是哪家治疗得好呢？值得我学习呢，后来听说山东青岛中医院的李主任，使用得最好，那个时候，通过卫生部的中医局，就把我送到了上海，因为1989年上海有一个中医急症会，会后，我就从上海坐轮船，到了青岛这个地方，专门为了学习、研究风湿病使用乌头汤的治疗情况，到青岛访问李主任，到了以后，我说你治疗风湿病用乌头汤，效果怎么样啊？他说呀，不是正比的关系，有的病例，我都用到中毒量了，病人的手都有些麻痹了，还没有产生效果，所以说不是用量和疗效成正比的。因此，我对这个方面很有体会，不能用量多少来衡量疗效，可不是那么回事，不能乱用。

李老呢，是一位非常有经验的老中医，医术高，医德也好，我是在广东认识他的。我在2005年南通师承会上主持会议时，我就和学生们这样说，像李老这样使用附子，是因为他有丰富的临床经验，你们年轻人没有经验可别这么用。

田　原：清末名医郑钦安，人称"姜附"先生，是很善于用姜、附等温药的一位大家，形成了医学中的一个重要学术流派。由此可见，附子的问题决不是一个简单的使用，背后有很深的理论做奠基。

路志正：是啊。所以当时我在会上特别强调了这个问题，因为我们碰到过这样的事情。过去北京出过这样的一件事，一个善于开大方的人，就是用乌头给患者吃中毒了。被判了7年刑。那个患者是当时卫生部医政司司长张凯的父亲。后来我还因为这个问题写了一篇文章。

田　原：什么是开大方啊？

路志正：开大方，简单说就是开的方子特别大，量特别多，病人煎药时都要用大锅，不然就煎不下，后来把他们称作大方派。但是，对我们这些善用经方的人来说，觉得不好，实际上对治疗疾病的效果，意义不大，就好比说，你使用庞大的部队，和你使用一个精湛的特种部队的区别。可能这个特种部队人不见得多，但是作用却胜出你的大部队，有的时候，方子大，就是一种堆砌，中医的技巧并没有在里面。

田　原：那么开大方的人，在中医理论上是不是有所欠缺？

路志正：对于这个问题呀，也要客观地认识，有的病我们可以用大方子，但是你不能没有边，什么叫方啊，方就是约，约束的约，要有边，他就没有边了，这个人呐，在广安门医院开大方子，还是在八十年代，他的一个方子下来，一副药就三四百元。我认为，这不是真正的爱护中医，卫生局专门让我参加这个会讨论，很多人都支持开大方，说是大方派，你们应该支持……我就给他们提反对意见，我举了很多例子，我说我看了很多书，还没听说过什么大方派，有大方脉，是一个内科，是宋元明的内科，等于是全科医生；还有小方脉，小方脉是看儿科的，我说这个大方派要坚决撤销。

田　原：您当时很坚决要取消大方派，那么现在还有人使用大方子吗？

路志正：有。现在用药，比过去方便啊，现在也有开大方子的，有些性质和原来的不一样，有的人在医院啊，还有的人在药店执业，都是受利益驱动，还有的人治疗肿瘤，也用大方子。所以，现在中医里面最大的问题，就是中医人不能够认真深入地学习中医理论，中药就更不学了，就是博士也不学中药了，方子乱开，一开30克，不管你肠胃吸收不吸收，他也不知道，他还觉得了不起。你没有办法呀。

我们刚才说的那个大方派，更特殊。我写过一个文章，一会儿你看看，会很有启发的。我把小人国和大人国都指出来了，（笑）你看外国人体重多大，所以西药就是根据体重给药；可是，中药不是按体重给药的，所以我说这个开大方行为，不是发扬中医，我为什么坚持这个问题？这是中医理论中的害群之马，要取缔，因为不是针对某个人，是针对学术问题。

田　原：常听百姓说，小方治大病，中医药学是个宝库，你认真地学进去了，就会有极大的收获。

路志正：这样的事太多了，我用小方治过好多病。一次在农村，眼看着外面闪电，打雷，就要下雨了，这个人呢，她着急往屋子里搬东西，家里也没有灯，不小心就把头碰在门框上了，以后就出现破伤风了，找我看病我没在家，到周六我回来以后，就给她用了华佗愈风散，就一味药，叫荆芥穗，炒后，用黄酒一两送进去，出了点汗，就好了，她家还给我送锦旗来。这就是小方治大病。乡里乡亲就说，哎呀，你真有命，碰上路志正了。从这个角度来看呢，不单单是大方和小方的问题，根本问题还是对中医理论的匮乏，对经典的不尊重，不推崇。也就导致现在中医缺乏全科医生，导致在临床上开大方或者不自信。

8. 现在我呀，每天还在读书

在某种意义上，时光的长度并不一定非得要用日历来丈量，岁月的精华也只是在一些屈指可数的事件中才得到结晶。对于路志正来说，当他在人生的脉动中达到时间的峰值，生命中一些事件开始显出清晰无比的含义。也许，人在一生有限时间中的所思所想，归根结底不过那么几桩事而已。但是，太简洁的切割却不能达到现实与理解之间的充分照应。也许，仍然是一些时空的切片会让我们看得更为清远。在不同的语境中，路志正更多的是以鲜活可感的细节出现。在患者眼里，他是三根温热有力的手指，写满了风林火山一般的苍劲和慈悲。在学生眼里，他则是一双充满疼爱而又严厉的眼睛。他们知道的是，这位严师给了他们许多可受用一生的精神财富，而他们不知道的是，这双眼睛中的所有的关怀和期待，其实也来自于他们老师的老师，以及呼吸着更久远年代空气的那些前辈们的生命。此时，他们正例列于星空，照看着这些年轻人。

当路志正在北海公园慢悠悠地伸拳踢腿的时候，路过的人们看到的，则是一位精神矍铄的老人，以及眉眼间散发着的某些不可摹状的力量。

在70多年的行医生涯中，路志正完成的并不仅仅是一个医者的使命，虽然这固然是他人生大戏的第一角色，但当他在医术和医德这两种维度上都渐臻至境时，为医的大道之门，那伊甸园般的最高精神殿堂，已经开始向他敞开。从那时开始，他更多的是作为一位非常"中国"的智者，与天地和人世背后的奥秘进行对话。对这奥秘的认识和参悟，将会对更广泛意义上的生命过程发生作用——人类整体生命状态的康乐……包括每一个不管是居要或平凡的人。

田　原：路老对中医经典研读的精深，是业内都知道的，今天听您谈话，真是有趣儿，您随手拈来的小事，在我们听来都是故事。

路志正：中医是博大精深的，我感到学习的远远不够，现在我每天呀，还是在读书。

田　原：还在读书吗？您还需要这样吗？

路志正：你们来之前，我还在看……我是这样，根据临床的情况，一段时间我会研究一种什么病，这个时候呢，主要就看这方面的书了。

现在中医的问题很多呀，也很复杂。面对疑难病，就缺乏全科医生。什么叫全科医生，像扁鹊一样，到了邯郸，为了给妇女们看病，他成为带下医生了，就是看妇科病的医生；他到咸阳以后呢，就看中老年病了，成了中老年病的专家了；到了别的地方，又看小儿科了，他只要到了一个地方，就会根据当地的需要而为之。

现在西医的科分得特别多，我认为中医呢，你应该内、外、妇、儿都能看的，你能在中医整体辨证的思路下，来看这些疾病，并不是现在的中医也跟着西医学，比如说，看风湿病就只看风湿病，风湿病里还加有风心病，有心脏病，怎么办啊，你不看啊？风湿病也牵扯到脾胃病，你不会看行吗？或者是小孩来看风湿病呢？你也按照大人的一样看，那也不对的，就是说你应该是全科医生，还有外科，你不学习外科怎么就能看肿瘤病呢？

田　原：这应该符合中医整体医学的这个模式，整体看病的人，不是看人的病。

路志正：中医理论就是一元化，他是一个整体的，在整体之下，每个科有每个科的特点，妇科有妇科的特点，儿科有儿科的特点，外科有外科的特点，就是这样的。

田　原：对于中医的问题，相对一个单纯的中医专家来说，路老应该看得更清楚，因为您有当年作为政府官员、管理中医药事业的经历，还有一直坚持的六七十年的临床经验，如此，对中医问题，则更有深刻的见地。

路志正：怎么说呢，我觉得，作为一个中医人，一定要坚持学习，也要辩证地看待自己的过去，我呢，从农村又到城市来，再看病的时候，和在农村就不一样了，尤其我们这些年，生活水平提高得特别快，中医看病要因地、因时、因人，都不一样的，这样才能表现中医的整体观和个性化诊疗。气候不一样，生活习惯不一样，风气也不一样，用药也不一样的，因此呢，中医也必须根据这个时代，大的时代，小的环境。因此呢，这些年我又学了气象学、气象医学、气候学，都是跟中医有关系的，还要坚持在临床第一线，只有这样经验才能够丰富起来。

一个人啊，要善于学习，采集百家。另外，继承中医也很有学问的，那一天啊，我的博士生写了一篇文章，要我给写书评，这是这几天前写的，你看看，我把他的这些文章都看了一遍，都学习了，我坚持实事求是，所以也看出了一些问题。所以啊，我们要善于学习的，既要提出他的缺点，还要看他好的一面，做学问要认真，不能徒有名分，你说他是我的学生，他就什么都不如我，我就高高在上了？这个心态要不得。前天我就到师范大学的书店去了，有一本古典文学的教学创新，我看见了，就买了。（笑）看完以后，发现里面有好多的知识。可是你看他说："我们中国没有人文学"，这是不对的，这很早就有了，所以他这样说是不对的。当然他也是一个名家呀，文学家，那我也要这样看这个问题。因为你要善于学习，也包括善于发现不对的东西。

田　原：是吗？路老，您都八十几岁了，真了不起！我听说您已经出版的一本书，《中医湿病证治学》，写了将近二十年？

路志正：对。因为湿病啊，跟饮食习惯啊，跟气候啊，联系得更密切了，所以我也研究了很多。现代人的饮食，生活习惯啊，比如空调的使用，大量喝冷饮等等。还有一个什么问题呢？现在我们中国人无原则地向外国学习，现在吃饭都是冷餐，冷食的，把胃都吃坏了，也加重了心脏负担。很悲哀啊。

田　原：路老，您是真正的大家，跟您谈话能学习到很多东西，很快乐。您看咱们今天就少谈一些吧，昨天您也没有休息好，听路老师（路杰）说呢，今天晚上，您还有一个活动。

路志正：我们做的还很不够的，下次跟你谈具体事啊，还有几件大事跟你们谈呢。比如我在卫生部啊，待了二十多年，以后又到了包钢，怎么去的包钢呢？60年代下去搞社教的时候，卫生部组织人下去都编小组，我给他们讲针灸啊，单方、验方我都给他们讲了。一天，卫生部的张副部长兼党委副书记找我去了，说老路啊，你不要到湖南去了，湖南喝糖水，太热，你受不了。我刚看了一个材料，研究员的支边医疗队到包钢职工医院，你去吧，就光看病，发挥你的特长。那是20世纪60年代，这样我就跟医疗队到了包头，我去了以后，在门诊呆了半个月，就调到病房，各科会诊，使我的医疗水平提高得很快……这就开个头吧，留着我们下次再谈。（笑）

田　原：好，谢谢路老。我们下回接着聊……（笑）

后记：

走向澄明

一位 92 岁的老人，从年幼学习中医，到成为国家卫生部的官员，从为贫苦民众看病，到创建共和国的健康大厦，几十年的岁月，他保有老一代中医人的情怀与睿智，一个时代的精神高度，历经近一个世纪的风雨沧桑……

路老爱笑，虽然声音有些沙哑，却不温不火，和路老的一番对话，我甚至觉得老人家不太善谈，不太在意描述自己的人生过往，有的倒是一份超然与淡定，似乎过去的繁华与艰辛已经化云为雾，不再留存于记忆中……

在电脑前，听着路老沙哑的录音，心，会不时地被羁绊一下，会停下来……估算一下根本没有办法估算的数字，92 岁的路老，从 15 岁到 92 岁，究竟诊治过多少患者？说过多少话？开了多少张处方？已经没有办法去计算了……

人事有代谢，往来成古今，和路老的对话，让我再三沉思。

对于中医的是非与苦难，我们需要反思与沉淀，需要站在认识生命整体的高度来看待。路老给予我们的，是对于中医的历史回忆，是博大的精神财富，是对一些客观事物的深入探求。然而，这些，远不是我们采访老人家意义的全部——还有无尽的纪念，对一个老人，一位国医大家的过去，以及他所代表的深刻的时代烙印。还有，作为馨香一瓣，以敬爱，奉献给老人家；以启明我们的现实生活。

如今，在经过了大半多个世纪的思索和历练后，面对着星空中的那些不朽的精神徽章，路志正显得从容而又淡定。是不是所有接近生命真相的老人，都有这样举重若轻的态度？

一个接近澄明的人拥有完成一次抵达的灵魂，经淬炼而被拔擢到令人敬畏的高度。生命抵达澄明之境，也就跨过了它必须去面对的一切苦难和考验。澄明，由此从不可知中走出，化作一种完美的时态。

渡人，渡众生，以此作为生命的一种必需。

作为思者，路志正走向澄明之境。

路志正手书《黄帝内经·上古天真论》

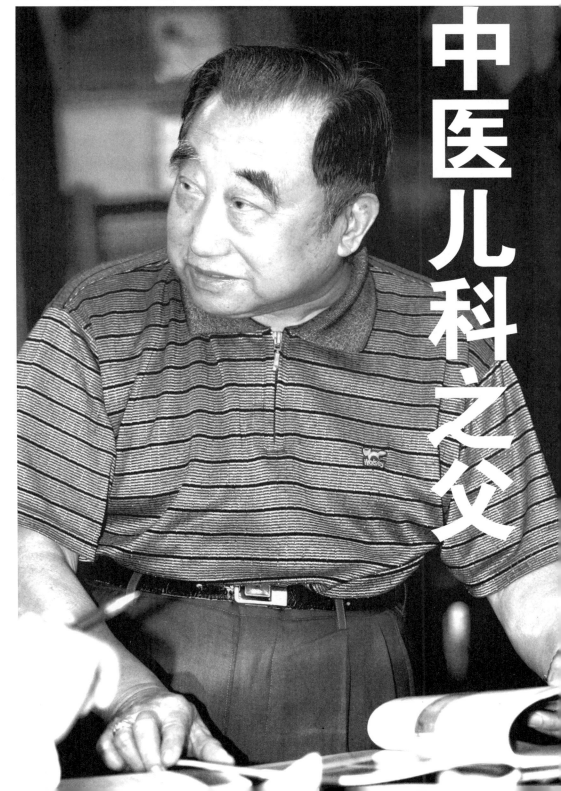

中医儿科之父

用一生，守护孩子体内的一轮红日

大隐隐于市。采访刘弼臣教授很不容易，跑了他出诊的几个医院，都没有机会。

终于见到刘老，是在北京东城区的阳光公寓里，循着中草药的味道寻觅而去，浓浓的汤药味充溢在现代公寓里，令人感到亲切。门诊室内，大人孩子挤在一起，虽然看病的是大大小小的孩子，却没有哭声，刘老每次都是在家长和孩子们的簇拥下开始一天的诊疗。还记得 80 岁高龄的刘老，诙谐、幽默，在谈笑中跟孩子讲一些趣事，逗他们开心，有些小孩子还没有想起来哭呢，病就看完了。

孩子相信他，家长更相信他；通常是孩子的病看完了，家长顺便请刘老给自己的病也看看明白．看得出来，刘老自己对此倍感欣慰，并乐在其中。

记忆是种特别的东西，无惧于时空，当一切物质实体被卷进岁月的漩涡，不见了踪迹，记忆，却在脑海和心坎里存储，留档；它可以形成文字，变成故事，一代代传承下去。正如刘老虽已离我们而去，他在面对孩子们时，那如爷爷般亲近的眼神和笑容，耐心十足的模样，却印刻于我们的记忆之中。一并留下的，还有那一年，那个满是温暖和药香的上午，那间名为"阳光"的公寓里，与刘老共话小儿病的珍贵访谈。

寻访到一位善治儿科病的大家不容易，当我们再次翻开尘封已久的稿件，访谈"东方小儿王"时的片段，依旧充满了温馨回忆。小儿乃稚阳之体，犹如一团初生的火苗，从呱呱坠地的那一刻，无不被父母捧在怀里；同时，小儿又是纯阳之体，变化迅速。五日一小变，十日一大变，今天咳嗽了，明天发热了，后天又不知为何起了疹子，他们的一举一动，无不牵动着父母的心。都说儿童是祖国的花朵，民族的希望，可是疾病谱的变化显示，小儿哮喘、高热惊风等疾病逐渐呈现高发态势，风湿病、心肌炎、肾炎等疾病也越来越低龄化发展，在物质生活条件越来越好的今天，我们的"未来"究竟怎么了？

访谈刘老时浮现的那些细节，将我们再次拉近那个纷争的年代，去见证一代国医大家的成长，他对小儿体质的认识，他对儿科疑难病的探索和突破，依然能带给我们许多惊奇与新知。

谨以此篇，表达我们对刘弼臣先生的缅怀之情。希望他的思想、他在儿科临床中的宝贵经验能够传承下去，予后人以启迪。

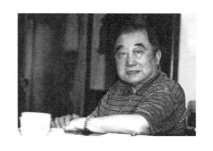

〔人物档案〕

刘弼臣（1925～2008），著名中医儿科专家、儿科教育家，中国中医儿科学的奠基人之一；国家500名师带徒名老中医之一；国务院首批享受政府特殊津贴的专家；全国中医儿科科研成果评审会主任；主持国家"七五"攻关课题，"复力冲剂治疗小儿眼肌型重症肌无力"治愈率85%，总有效率达95%，获科技进步三等奖。

擅长治疗：小儿高热、肺炎、急慢性气管炎、哮喘、小儿厌食症、紫癜、肾炎、肾病、癫痫、脑积水、川崎病、情感交叉磨擦症、脑功能轻微障碍症等疑难病证，尤其对小儿重症肌无力、病毒性心肌炎、抽动秽语综合征疗效显著。被誉为"东方小儿王"、"中医儿科之父"。

采访现场：

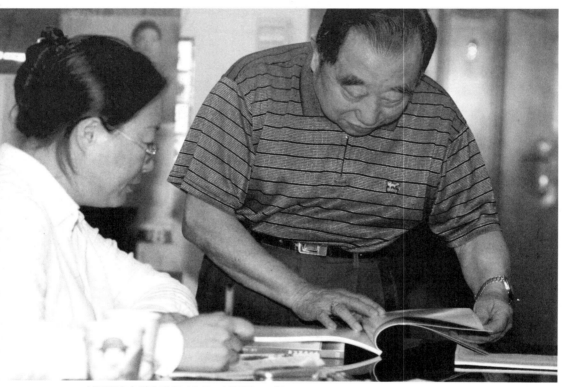

刘弼臣家中采访现场（右起：刘弼臣、田原）

1. 学会治天花，就可以包揽内、外、妇、儿了

> 刘弼臣，自幼体弱多病，每逢得病，皆得其姑父孙谨臣医治；少时聪明过人，学习成绩优异，两次破格跳级，因日寇入侵，学校迁移而辍学；遂投于姑父孙谨臣门下学医，成就其一番中医事业。

田　原：您什么时候开始看儿科病？

刘弼臣：那可早了，十三四岁。

田　原：那么早？神童啊。（笑）

刘弼臣：（笑）不是神童，形势所迫啊。因为我上学早，六岁就上学，十二岁中学就毕业了。1937年时，日本进犯，没法上学了。当时我姑父是有名的中医专家，我就跟他学习中医。那时候不像现在，先上理论课，后实习。那时是一边学，一边给老师抄方子。我姑父的病人很多的，一天要看七十多个病人，主要看的是小儿科。太平天国时期，李自成的军医朱冠臣是第一代，起义失败后，为躲避清朝政府抓捕，他改名换姓躲在民间替人看病，在当时被称为"江南小儿神医"。老百姓保护他幸免于难，医术得以传了下来。他后来把医术传给了他儿子蒋继臣，是第二代传人；蒋继臣传给他的儿子蒋书臣，是第三代传人；然后又传给我老师，就是孙先生——我姑父是第四代传人，到我这里，我就是臣字门的第五代传人了。

田　原：那您这"臣"字是从那儿来的吗？

刘弼臣：是的，有一个古书上边讲的，"治世以文，弼良之臣"，就是治理人世，必须文治，必须要良臣来治理，根据这个起的名，所以我拜师后就改叫"弼臣"了。我表弟一起学的医，就叫"良臣"，也是我姑父的意思，"不为良相，当为良医"，这句话也成了我一生的座右铭。

田　原：十三岁您在学医，您的同龄人都在干什么呢？

刘弼臣：其他人就做工，种地呀！学医，我们认为还是比较好的，能把病治好。在姑父那边学了三年，就自己开诊所了，当时开诊所很简单，不用申请，挂块牌子，"国医留玉"，病人就找来了。

田　原：当时都看的哪些疾病？

刘弼臣：过去的儿科疾病，都是以传染病为主，但有些病，像慢惊风、牙疳、天花，连我姑父也治不好。当时我在扬州的十二圩，一天看七十个病人，大部分都是天花、麻疹，所以掌握了天花的诊断和治疗，可是到了北京以后，我就再没有看过天花了。我在上海复兴专科学习的时候，当时我的老师讲，如果这个大夫能很好的治疗天花病，基本上他可以包揽内、外、妇科。为什么？因为天花有六个阶段，如果会治，就能找到每个时期的治疗要点，有道理，现在我治外科病不费劲，治皮肤病也不费劲。

田　原：过去的孩子更愿意得天花，麻疹？

刘弼臣：过去天花是小孩一关啊，传说同治皇帝不是就因为出天花而死的嘛，连顺治皇帝也是因为出天花。

田　原：后来您到了上海？

刘弼臣：对，是在上海复兴中医专科学校。校长时逸人，在中医界很有名望，他跟我的姑父是师兄弟。1942 年，我姑父把我介绍到上海这个学校学中医，但那个学校是民办的，没钱了，一年多就停办了。后来我就进了上海第一学院，时间也不长，我又回老家挂牌看病。之后因为家乡不安定，共产党和国民党来回拉锯，我又回到了南京。当时国民党办了国医讲习所和首都中医院，医院就聘请我做特邀中医师。

田　原：那次在南京呆了多久？

刘弼臣：差不多一年时间，解放的时候我不在南京，那时我在上海开了两家诊所。上午在虹口，下午在大世界，不看病生活费没有来源啊。

田　原：专门看儿科病？

刘弼臣：专门看儿科。

田　原：现在都没有天花这种病了。

刘弼臣：因为后来解放了，医学研究出了预防天花的牛痘疫苗，那时候天花还是普遍的传染病，谁都有机会得病的，所以所有的孩子都非种牛痘不可，后来，天花就彻底消灭了。一直到了六十年代，仅仅在非洲出现过一例，之前非洲很多得天花的啊。现在看来又有所抬头，去年在美国报导有天花出现，说是土拨鼠传播的。最近又有报导，在非洲又出现了天花，除了天花，东南亚印度因为海啸，也出现了不少的霍乱，这些都是很厉害的传染病。

【小知识】三分之二的欧洲人曾死于天花

1

自从牛痘战胜了天花，天花在地球上只剩下两株，一株被关在莫斯科病毒中心，一株则藏进亚特兰大的试验室，世界两大超级大国重兵把守，以防恐怖分子的营救行动；联合国也早早写下了它俩的死刑判决，可最终审判却因科学家们的重重"阻挠"，一次次推迟至今。

是彻底消灭，还是无限期冷藏？这是个问题。

2

传说中，能在天花中幸存的孩子，会变得异常聪明，爱新觉罗·玄烨、伊丽莎白一世，便是其中幸运的两位，也正是他们，将世界两大帝国推上了巅峰。此外，还有美国开国总统华盛顿，和遇刺的林肯总统。可同样因为天花，雅典败给了斯巴达；古罗马也因天花肆虐，国威日蹙；18世纪的欧洲人口，遭遇天花杀戮高达1.5亿之多。

大国兴亡，成也天花，败也天花。

3

天花之所以让人闻风丧胆，因为它能在空气中以惊人的速度传播，经美国超级电脑模拟，如果俄克拉荷马州天花的感染人数达3000以上，那么12天的时间，病毒便会传遍美国各个角落；更可怕的是，它还能截获人体免疫系统的传导信息，于是每4个人之中，便有1人因免疫系统的崩溃而死亡，而剩下的3人，会在脸上留下永久的疤痕。于是乎人们开始恐惧，他们杀掉所有的天花患者，以及看护患者的家人，这种残暴的屠戮方式，曾一度被认为是防范天花漫延的唯一有效手段。

4

2000年前，不知从印度还是欧洲，天花传入了中国，病毒仿佛陷入了泥淖之中，未引起轩然大波，不知是中国人天生神力，还是拥有什么终极武器，能够灭天花于无形，只有在东晋老道的急救秘典——《肘后备急方》里，留下了只言片语：比岁有病时行（某一年瘟疫得天时而流行），仍发疮头面及身（疮头从头上、脸上、身上发出），须臾周匝状如火疮，皆戴白浆（顷刻之间如火疮爆发，淌着白色的脓液），不即治，剧者多死（治疗不及时，发病剧烈者多死）；治得瘥后，疮瘢紫黑，弥岁方灭（得治之人病愈，只是疮瘢紫黑，多年才能消退）。

有后人做了文献跟踪，这或许是天花在中国"犯案"的最早证据，天花似乎不像传说中那样可怕，不过是普通的瘟疫而已。

5

天花很怕热，有科学家做过研究，天花之所以喜欢呆在皮肤之上，因为那里最为凉快。于是病毒只在皮肤下大量繁殖，而真正致人死亡的，是并发的骨髓炎、脑炎、失明、流产等问题，于是乎，中国的道士和神医，将天花"热"死在摇篮里，似乎成为现实的可能。

6

人体反抗天花的战争，共分为六大战役：

一，发热：体温骤升至 39～40℃，将敌人挡在边境之上，却容易消耗体内大量的防御兵力。

二，见形：病毒在皮肤内大量繁殖，皮肤细胞败北，出现大量的点状斑疹。

三，起胀：人体启动修复系统，皮肤大量增生，局部肿胀增厚。

四，灌浆：人体防御系统第二轮反抗，大量炎症细胞渗入。

五，收靥：炎性液体被人体重新吸收，形成结痂。

六，脱痂：结痂脱落，战争结束。

六大战役前后不过45天，病毒在人体内快速演义着生死的轮回，最终不是人死，就是病亡。

若真能像刘弼臣老先生一般，参透此中的玄机，便攻下了内、外、妇、儿疾病的半壁江山。

2. 感冒，儿童万病的源头？

田　原：刘教授，现在儿童的疾病谱有变化吗？

刘弼臣：变化很大，现在呼吸道疾病占第一位，消化道疾病占第二位；难治的病，像抽动秽语综合征，心肌炎，肾病，肾炎，都是新病。

田　原：我们听说您在87年的时候，三次就治好了一例4岁的重症肌无力患儿，家长还专门写了感谢信给《健康报》，引起了国内外的轰动……

刘弼臣：（笑）那是在东直门医院，是河南新乡的一个患儿，很多大医院都治了，没有效果，我给他治好了以后，他的父亲就写了信给《健康报》了，结果，全国各地的患者就多了起来，病人半夜就来排队了，我七点钟就去上班，中午不能休息。

田　原：您这一天看病下来，得看多少病人啊？

刘弼臣：上午六十多，下午三十多。有的时候比这还多，最多的时候能到120人。年轻的时候在东四十条中医门诊部，晚上5点～11点，要看120个号。

田　原：过去毕竟年轻啊，现在看您还是从早忙到晚，不觉得累吗？

刘弼臣：不累呀，经常看病习惯了。过去一个上午能看好多病人，现在病人就医的权利意识提高了，看病慢了，他要问你怎么回事，你都要给解释的。你看今天有的病人出去进来七八次，你不能心烦，要耐心啊。

田　原：来这儿看病的孩子都是北京的？

刘弼臣：国内外都有。

田　原：什么病看得比较多？

刘弼臣：我在门诊看啊，第一是抽动秽语综合征发病率高了，原来是十万分之四，现在十万个里面有十二个孩子得这个病。第二个是小儿心肌炎。

田　原：现在为什么很多孩子会得这些病？

刘弼臣：其实很多小儿的重大疾病，都是因为什么呢？都是因为感冒，或者一些病毒性的感染。比如小儿的心肌炎，都是由一些慢性病引起的，比如呼吸道的病毒感染，进而侵犯了心肌，出现心慌，心跳、心率增快，病就出现了。

103

田　原：所以您提出了"从肺论治"，还开创了一门"调肺学派"？

刘弼臣：对的。小儿心肌炎患者，一感冒，病情就加重，那么，一旦出现了咳嗽、胸闷、流鼻涕这些症状，我必须先调理他的肺。肺主气，心主血，气行则血行，气滞则血滞，肺气滞，心脏就不好；肺气通畅，心脏就好了。所以说，治疗还得从肺论治，这是根源。

3. 小儿高烧抽风，调理肺中之痰是关键

田　原：小儿心肌炎，您是从肺论治，重点在于调理孩子的肺气，让肺气通畅。我们再来谈谈抽动秽语综合征，谈谈您的"从肝论治"。

刘弼臣：（笑）抽动秽语综合征也是"从肺论治"的。肝是原因之一，小儿很多疾病的根本治疗，还是在肺上。

田　原：您是怎么看待这个疾病的？

刘弼臣：一个是"肝经有风"，这是中医的名词儿。肝主风，有些人的头、上肢老在动，就是这种病。但是只有肝风还不严重，如果再有痰，那就严重了，肝风在经络里面鼓动，冲到上面，上面动，冲到下面，下面动，风动了人就动；风如果带上痰一起动，人就神蒙不清了，痰攻心窍，小孩就乱发脾气，瞎说八道，有时骂人，有时打人。

田　原：痰攻心窍，怒气伤肝？

刘弼臣：对，就是这个道理，肝经有风，肺经有痰。所以我的治疗原则也很简单，把肝经的风治好，把肺里的痰化掉。

田　原：这样说来真是太简单了。可是为什么西医学治不好这个病，只能用一些镇静剂？

刘弼臣：这个病，在美国叫"脑功能轻微障碍症"，最早在欧洲简称 TS，是"Tourette 综合征"的缩写，1825 年法国的一个大夫发现，所以用自己的名字命名了，到现在差不多两个世纪，西方医学一直也没有找到很好的治疗方法。国

内看这种病，根据症状，第一个"抽动"，第二个"胡说八道"，有"秽语"，所以就定名为"抽动秽语综合征"，现在又叫做"多发性抽动症"。

心思敏感的孩子体内易"刮风"

田　原：您开始怎么就注意到这个病了？

刘弼臣：一开始在临床看到了这个病，就把它收集了起来。后来发现这个病越来越多，就引起了我的重视。我查阅西医的有关文献，发现上面有不同的治疗方法，但就是病因不明，过敏、惊吓、遗传等等，可我研究发现，这些原因并不确切，也没有共性。

田　原：一直到现在西医也没有找到确切原因？

刘弼臣：是的，但我们中医古代就有这个病。《内经》里说，"诸风掉眩皆属于肝"，宋代医生称这病为"惊风"，原因很清楚，现在的小孩子，思想压力过大，在学校有压力，学校老师要求高；在家也有压力，学校作业做完，家庭还要布置作业，有的家长要求小孩子学习唱歌、跳舞、英语，小孩就很难承受啊。

田　原：小孩子压力大，就出现精神紧张，浮躁、生气、怒火……

刘弼臣：神经功能就不安定了，所以敏感、智商高的孩子容易得这个病。神经功能高度敏感，脑子的信息释放得太快，难以适应，脑子就出问题了，这是神经系统疾病。西医归结于精神障碍，我认为这种说法不太准确。

田　原：神经和肝有关系？

刘弼臣：有关系啊，西医的神经就相当于中医的肝，有些西医认为是神经的症状，我们认为是肝的症状。

田　原：中、西医两套理论体系要有机结合起来看这个疾病。

刘弼臣：是的，因为理论不同。西医的神经系统症状，要通过中医理论来解释。西医讲解剖、讲脏器；中医讲功能、讲调节。西医的肝，是解剖的肝；中医的肝，是功能的肝，是不同的，你要到哪里去找用这个病对应的肝的功能，它不在西医解剖的肝上，它在西医的神经功能上，你用中医治肝亢风动的药来调理这种神经的异常，效果就很好。

田　原：道理简单，内容深厚，如此说来，学好中医确实不容易。

刘弼臣：现在好多医生，特别是年轻一代，不研究古文是不行的。我们以前的中医大学生，毕业后还要深造古文，不达到一定水平，是看不懂经典医书的。古代的文字很凝练，比方说"诸风掉眩，皆属于肝"，你只有古汉语达到一定水平，你才能体会其中的内涵，明白其中的奥妙。再到临床上治疗，才知道如何辨证论治。比如我们说治肝，肝有虚证、实证、寒证、热证，这就需要辨证论治了。还有，如果这个病源是肝火，那么是由痰引起的？还是由热引起的？由肾病引起的？你就要分清楚，只要把这些分辨清楚了，治疗起来效果当然就好了。

所以我说，中医药大学应该招文科生，而西医院校适合招理科生。

肺好，小便通畅，孩子不浮肿

田　原：看来，很多西医没有办法解决的疑难病，中医的研究和治疗都很到位。

刘弼臣：西医有办法的我们不研究，跑在西医后面干什么？我不跟你后面跑。现在西医还在研究"肺炎"呢，"肺炎"有什么好研究的，我们五十年代就过关了。

田　原：您刚才说抽动秽语综合征也是"从肺论治"？

刘弼臣：对，中医里边讲得很清楚嘛。肝属于木，肺属于金，金克木，金是克制肝木的。但是一旦肝火太大了，木火刑金，火一烧，金就熔化了。所以肝气一旺，肺气就受损，怎么办？肺跟脾是子母关系，脾属于土，土能生金，脾胃异常，肺亦受损。所以这个病的治疗，关键在肺上，要从肺入手，同时，保护脾胃的功能也很重要。

田　原：也要重视小孩子的喂养问题。所以您发明了"熄风制动颗粒"。

刘弼臣：对，这是医院用药，主要就是化痰。好多小孩都治好了，有的还考上北大、清华了。

田　原：治不好会有什么后果？

刘弼臣：治不好可能就是终身性的了，很严重，孩子不能好好读书啊。没有学问怎么工作？也影响生活。青海的一个小伙子，夫妻双方家庭都是高干，就是因为这个病，媳妇老要跟他离婚，可又离不了。你看门诊里，从几岁的小孩子，到十几岁的学生，二十几岁的小伙子，三十几岁的成人，还有四十几岁的病人，哪个年龄段的都有。其实现代儿科疾病，肾炎、肾病的发病率也很高，都跟肺、感冒，还有孩子的饮食习惯这些都有关系。我们也都是"从肺论治"。

田　原：小儿肾炎，它的发病原因是什么？

刘弼臣：肾炎这个病啊，初期我们中医把它归为外感六淫，内伤饮食，生痰化湿，简单地说，就是外面吹风，里面有湿热。

田　原：那么从肺我们如何进行治疗？

刘弼臣：肺有它的功能，它主气，它的气可以上升，也可以下降。肺气如果不降，水不能下，水的气化、循环就会失常，浮肿就会加重，小便还不通畅。如果肺的功能好了，水能下降了，下面水能排出去，小便通畅了，浮肿也会解除。所以肺的功能调节好了，水的代谢正常了，肾炎也就好了。所以，调理肺有一个很大的好处，是什么呢？风湿病、心肌炎、肾炎初期，都是由感冒引起，从肺感染的，初期的调理肺气，能把病情消灭在萌芽状态，可以切断病情的发展途径，这种方法叫"截断法"。对于慢性病人来讲，调理肺能固护卫气，增加身体的抵抗力，有利于病体的恢复，从而改善病情。

所以这个调肺学派，内科也可以用，这是治疗的一个新的途径。

田　原：中医一直认为肺是心脏之外的第二"大官"，看来真是名不虚传。

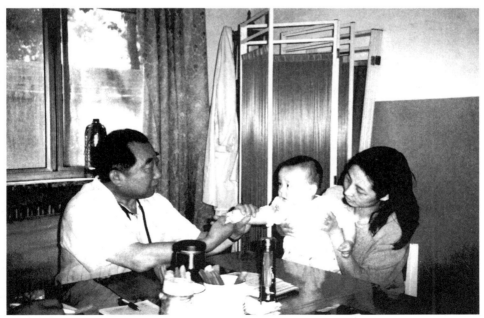

刘弼臣出诊时的珍贵照片

4. 通晓"内经"和"伤寒"，才治得小儿病

田　原：在和姑父学医三年期间，您还记得当时是怎么学习的吗？

刘弼臣：记得，不会忘。内经、伤寒、温病、中药学、难经、金匮要略、方剂学，这些都要自学；我三个月就要把一本《药性学》背下来，几百味药的药性。然后背汤头歌。

田　原：一定挺辛苦的。

刘弼臣：不辛苦学不到啊，老师一讲你听不懂啊。我家境贫寒，父亲曾流落街头要饭，后来才开了个小店。那时候，我们扬州地区只有三个中学，一个英国的圣约翰，一个法国的震旦，还有就是扬州县中学。有钱人都上外国的教会学校，我们没钱的就上国立的扬州中学。扬州中学后来出了很多名人，胡乔木，乔冠华、江泽民都是那里毕业的。日本人打进来了，我们就辍学了。

田　原：家境贫寒和战乱使您更加发奋学习，还记得背汤头歌的感觉吗？

刘弼臣：汤头歌就是方剂，最不好背，为什么不好背？因为方子里很多味药，一点灵活性没有，很容易搞错，背着、背着就背错了，这条跟着另外一个汤头去了，就对不上了。但是如果掌握不了方剂，只知道几个大体上的，临床上就容易产生局限性。

田　原：几十年的光景了，现在还能记得吗？

刘弼臣：能啊，给学生讲汤头，不能错，有很多东西，像四逆汤、四逆散等等，无论如何都要记住的。四逆汤，附子、干姜、甘草嘛，性味温中，主治寒邪内阻、手足发凉、脉象沉细；四逆散，柴胡、白芍、枳壳、甘草组成，体内有热、手脚发凉就用它。

田　原：学了汤头之后又学什么？

刘弼臣：脉诀，儿科的要看指纹，当时就学《濒湖脉学》，李时珍的，你要背浮脉、沉脉等很多脉的脉象，28种脉都要记下来的，还有十二经络，奇经八脉，像督脉、任脉、阳维、阴维这些奇经八脉也是要记的。我们儿科一定要看小孩的指纹，小孩子爱哭啊，一哭，他的气血不稳定，号脉号不准的，就只能看指纹了。这叫"虎口三关"——风关、气关、命关，都是属于望诊，看虎口食指青筋的纹路，如红色伤寒，紫色有热。

田　原：单单从虎口的青筋就能看出孩子的疾病来？

刘弼臣：能啊，不过现在是附带看的，主要还是看小孩的病症表现。中医讲究望闻问切，儿科的诊断主要是望，小孩子一进门，我大体上就能看出来。不过有的西医病症，比如心肌炎，我就看不出来了，就得靠西医的检查方法，用听诊器听了。这样中西医结合，诊断误差就小了。

田　原：现在医生用奇经八脉治病的还多吗？

刘弼臣：大多数不用。

田　原：您用吗？

刘弼臣：我们用啊，针灸治疗上用。奇经八脉，一共八条，督脉、任脉、冲脉、带脉、阳蹻、阴蹻、阳维、阴维。这个带脉，给女性调经，效果很好。

田　原：学了脉诀了，接着还学什么呢？

刘弼臣：学《黄帝内经》。当时学《内经》也不懂，囫囵吞枣先背下去再说。把《内经》真正弄懂的时候，我都快三十岁了。那是到南京以后，要把《内经》变成白话解释，这就难了，不是背下来就可以的，你必须得翻译出来啊，还要知道它的真正含义。《内经》相当于西医的《病理学》，要做好多注解，才能把最关键、最实用的内容讲出来。第二个就是学《难经》，《难经》就相当于西医的《解剖学》。《内经》、《难经》学过以后，就学《伤寒论》了，这个就到治外感病了，还要学会《金匮要略》，这个就是治疗杂病的。张仲景的《伤寒论》书里讲了，汉献帝的时候，十年内，死亡的人当中，三分之二都死于传染病，其中百分之七十死于伤寒，了不得呀！当时张仲景家里二百多口人，死于伤寒的就有一百四十多口人。所以，张仲景就研究出《伤寒论》出来了，这些都是中医的经典著作。学过这个了，就开始学温病了，《温病条辨》。《伤寒论》是六经辨证，而温病呢，是卫气营血。什么是卫气营血？什么六经辨证？什么又是气血痰湿辨证？五脏辨证？所以我们还要读《温热经纬》，以区别温热和湿热；这还不够，还要学习《瘟疫论》。后来跟了姑父３年的时间，他又把我送到了上海复兴中医专科学校学习，那是他的好友，时逸人创办的中医学校。

田　原：您这一路下来，真是中医的"经典"学习之路啊。这个过程给后人带来一条捷径。

【小知识】

欲介绍基督教于中国，最好的办法是通过医药；

欲在中国扩充商品的销路，最好的办法是通过教士。

医药是基督教的先锋，而基督教又是推销商品的先锋。

——王吉民·《伯驾利用医药侵华史实》

鸦片战争之后，中国的大门被一脚踹开，他们将吃的、玩的、用的、高科技的、小玩意的通过海、陆、空全都运了进来，可他们惊奇地发现，偌大的一个超级市场，需求却如此渺小。等到运来的物件都发了霉，过了期，他们开始紧张，他们决定做个市场调查，他们才发现，原来是中国人的心理出了"问题"，于是经济学家们想出了方法，他们将基督教会，和教会医院、诊所进口到了中国，除了为来华旅游和淘金的外国友人解除身心疾苦之外，在主客观的情感上，无意间促成了现代医学进入中国后的第一次飞跃。

据1938年《基督教差会世界统计》：从1840年到1937年止，在华英、美基督教会所办医院共计300所，病床21 000张，小型诊所600处。

现代医学的影响力在不断扩大，中医们表示压力很大。于是，一群有识之士开始反思，他们创办中医院校，"妄图"与现代医学抗衡。于是从1915年，丁甘仁创办了上海中医专门学校，卢乃潼创立了广东中医药专门学校，一大批以培养中医后备力量为己任的现代中医专科学校如雨后春笋般冒了出来。上海复兴中医专科学校便是其中之一。

田　原：在上海复兴中医专科学校里学习，有哪些让您印象深刻的事情？

刘弼臣：在那里有好多大学问家，儿科的徐小圃，奚晓岚，钱今阳等大家，都是我老师。跟着他们学习各个流派的理论，以至于后来自己创造流派，都基于当时的基础，也受他们很大影响。

当时上海有两大派系，互相排斥啊。儿科的徐小圃，温热派；奚晓岚，寒凉派。

徐小圃老师的病人看不好，就到奚晓岚那里看，奚晓岚就说：徐小圃对你不负责任啊，你看都发烧了；奚晓岚老师看不好的病人，就到徐小圃那里看，徐小圃说，奚晓岚你滥用寒凉药，把病人看跑了……

我那会儿就是今天听奚晓岚老师讲课，明天听徐小圃老师讲课，讲过之后跟着他们实习，跟了有一年左右。当时这两个老师还奇怪呢，哪有人像我这样学两门相反学说的？（笑）

田　　原：接受的是两个完全不同的理论体系，正所谓兼听则明偏听则暗。

刘弼臣：不仅仅是两个理论体系，我还跟谢汇东老师学习了《杂病论》，兼收并学嘛。你比如说，奚晓岚的寒凉药确实效果好，但是不能多用，再多用下去效果就不好了，须改方子了，要多掌握一些才能够随机应变。

田　　原：所以您当时选择在上海发展，就是因为那里的流派多。

刘弼臣：对呀，上海开放早啊，医学知识也是最早的，我可以集百家之长嘛。

田　　原：如此说来，一个好的中医师，得首先是一个杂家，然后才是专家！几十年才能摸着中医的底儿。

刘弼臣：差不多的。后来我从南京调到北京教学，不懂这些哪儿成？那些年我是三上、三下，一段时间讲课，一段时间临床，临床遇到问题，带到教学里研究、挖掘；挖掘完之后，又到临床实践。所以我在近十几年，才有了创造性的东西。

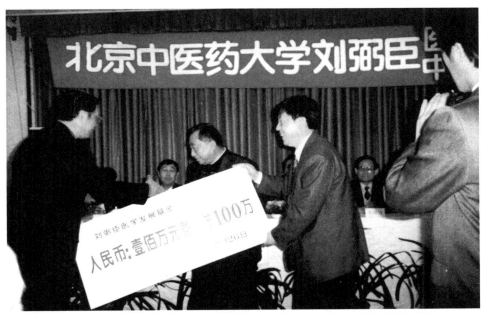

刘弼臣用自己多年的积蓄建立了"刘弼臣教授医学发展基金"，用以促进中医药事业的发展

5. 治哮喘，得让孩子少出汗

田　原：后来您又系统学习了西医？

刘弼臣：解放后改造中医，我也在改造范围之内，又系统地学习了西医。那时候社会潮流就变了，人们开始研究打针吃药了。

田　原：在您看来，儿科病用西医治比较好，还是用中医治比较好？

刘弼臣：看病也分类，我们是双重诊断，一套治疗。比方说咳嗽。中医的咳嗽是宏观的，西医却是微观的鉴别，是感冒咳嗽？还是气管炎咳嗽？还是哮喘咳嗽？还是肺炎咳嗽？是细菌？还是病毒？是衣原体？还是支原体？来看病的每一个小孩子，他化验，查血象，西医的血象能告诉我一些东西，帮助我完成双重确诊，做到万无一失。

田　原：理论不同，怎样合二为一？如何双重确诊？

刘弼臣：比如血象很高的，按西医的说法，就是细菌感染；我用中药治疗，问题可以解决，怎么解决？石膏和黄连，相当于西医的抗生素，还没有副作用。如果他血象正常，不高的，就属于病毒感染，中药治疗也比西药来得有效。所以我经常跟孩子的父母们讲，如果你看西医治疗两天还不好转，就赶紧到我这儿来，我用中药给你治愈。

还比如说哮喘，也是个儿科常见病，西医认为是过敏引起的，中医呢？则认为是长时间有痰引起的。西医用抗过敏的方法进行治疗。中医呢，早期可以清热，可是到我这儿来看哮喘病的，大部分是很久都不好的顽症，我同样从肺论治，八个方法：疏、通、宣、清、温、降、补、敛。哮喘的孩子到我这儿，就完全治好了。

田　原：久咳可算疑难杂症了，中医不是讲内科不治喘，外科不治癣。怎么理解这八个方法？

刘弼臣：简单说就是收敛肺的耗散之性。一般采取乌梅、五味子等七味药，叫小孩不要出汗了。出汗少了，肺气消耗就少，就有利于恢复。这七味就等于西医的脱敏药，既符合中医的治疗，又符合西医的治疗。这几味药也可以振奋哮喘的正气，很多小朋友用这七味药加减，治疗3个月，就完全好了，不再发作了。

田　原：听起来很简单，但确实需要功力。

刘弼臣：真正的中西医结合不仅仅是形式上的结合。现在哮喘病一般治疗，用了中药用西药，中药用的宣肺的方法，西药用的抗生素，结果哪个都不能治好，效果一般啊。中西医凑合，钱花得还很多。

【小知识】银花乌梅紫菀汤——刘弼臣治疗小儿哮喘经验方

一般认为，哮喘，就是过敏。当过敏的鼻子遇到了螨虫、花粉……，或者海鲜、牛奶中的某些物质吃进了过敏人的胃中，又或者敏感的皮肤突然受了风，着了凉，人于是过了敏。人类似乎无法扼杀这种过激反应，只能远远地躲着，避开那些让你过度敏感的缘分。

而刘老认为，这一切，其实还是肺在作怪。小儿"肺常不足"，冷暖不会自调，于是风常常光顾孩子的身体，有些进化成了感冒，有些却叩响了肺的大门，引发了肺里痰的共鸣。同时，孩子们的肝常常有余，肺乃肝的长官，当肺忙于制服哮喘的时候，肝就调皮了起来，主导着四肢发生着抽搐，却让家长们陷入了无尽的恐慌之中。

所以，要消灭哮喘，调肺平肝是根本，搜痰消痰是关键。

［组方］银花 10g，乌梅 10g，紫菀 10g，五味子 10g，紫石英 15g，钩藤 10g，地龙 10g。依病因病症具体情况适当加减。

［方解］银花乌梅紫菀汤中，银花、乌梅、紫菀乃三大主帅。银花，性味辛甘寒，具有散肺中邪热、清热解毒之功效。乌梅，酸涩平，善能敛肺止汗。疏散邪气、收敛异动的肺气之后，再配上利肺消痰的紫菀，便借势消了痰，调节了体质。再配上引气下行的五味子、紫石英，和蜿蜒曲折的钩藤、地龙，便增强了其平喘、搜痰的功效。

6. 把土大夫讲不出的道理讲出来，就是科学

刘弼臣：现在西医的病名，过去中医里没有，现在我们使用两种病名，所谓中医的证，西医的病，所以我们中医现在是发展了。

田　原：在您的理解，中西医结合应该呈现一种怎样的状态？

刘弼臣：过去开会我总在讲，中西医结合，希望西医学习中医，中医学习西医，将来出几个高明的理论家，这是主席的希望啊，毛主席 1957 年提出来的，我们不反对。但从实际上来讲呢，这两个情况还要具体分析，中医是东方文化的遗产，西医是现代科学；中医讲阴阳五行，现代医学讲生理、解剖，是两个不同的体系，怎么结合？我发现，结合不到一块去。

用通俗的话来讲，中医和西医好比一个是马一个是驴，结合成了骡子，它就没有理论了。理论没有了，它就不能传承，也不能发展了。我们中华文化继承得好，你就发展，继承得不好，就丢掉了。反过来，你用西医结合中医，最后也拿不到西医里面去。所以我讲，中医有中医的规范化，西医有西医的规范化，规范化的概念不一样。就像唱戏一样，京剧有京剧的调门，川剧有川剧的调门，吕剧有吕剧的调门，是不一样的。

所以，中医有中医的东西，西医也有西医的东西。我特别不主张西医研究中药，从煮药、化验、消毒都机械化，用 GMP 来制作中药，你就限制了中医的发展，这些都是西医的东西。谈到中药，我们中医最有发言权，你用 5 个 P 来开发中药，思路就是不对的，因为中药有中药的标准。打个比方，研究人员研发了治疗疟疾的青蒿素，你说这个药是中药还是西药啊？这个青蒿素，是从中药里边提炼出来的，气发生了变化，那就不是你中药的青蒿了，那是西药。这样中医现代化，中医的理论，中医的根就丢了。

田　原：您怎么理解中医现代化？

刘弼臣：疗效！有疗效就是科学。

中医现代化，是要利用西医的现代方法，作为诊断的一种手段，就好比化验、CT，你要不要？要！先进的检查手段，你可以拿过来为中医服务。中医是宏观诊断，再加上西医的微观，然后辨证辨病，我把病人治好了，这是科学的，有效的，你用中医的理论写出报告，同样也发展了，中医不就科学化了嘛。

所以，我们的医生要具备中医的基础知识，西医的检查也要懂，我们叫"洋为中用"，做到其实并不难，我们也是一直这样坚持的。我可以这样讲，小儿重症肌无力也是这样治疗的，理论上我借用西医，用你的科学理论，不用你的治疗方法。最后我用中药解决了。所以我说，西医的诊断很好，但有的时候，它的治疗效果不好啊。西医有好多理论很高，很令人敬佩；但是治疗方面，却没有什么好办法。

有的时候，中医也存在这个现象，有些中医，理论讲得头头是道，真正要治疗了，不行。但你到农村去，那里的很多土大夫，治疗效果都很好，你让他讲道理，他讲不出来。所以我们需要研究，把他讲不出的道理讲出来，你用理论把它武装起来，加以科学化就行了。所以科学化也存在两个方面：一方面是中医自身的科学化，我们中医的理论，有道理就是科学的，没有道理就是不科学的；治好病就是科学，治不好病就是不科学。另一方面，中医治疗一些绝症还要继续努力，西医治不好的病，你中医能治好，你就是科学，就是现代化。

田　原：刘老，跟您谈话很受益，您是一个一生都在研究中医、深爱中医的人，给后人留下很多宝贵的经验和思想，谢谢您！

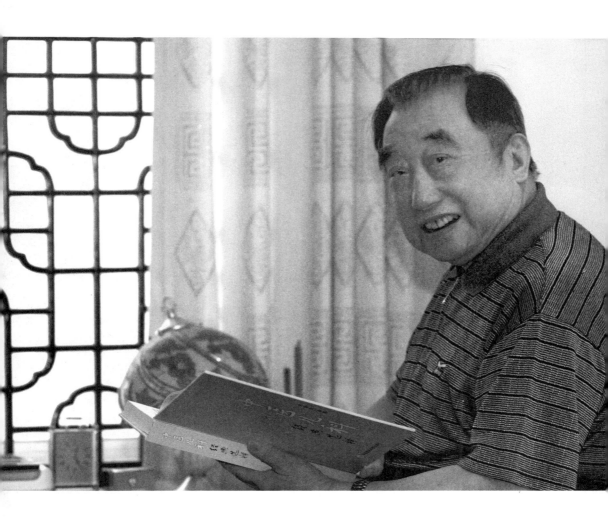

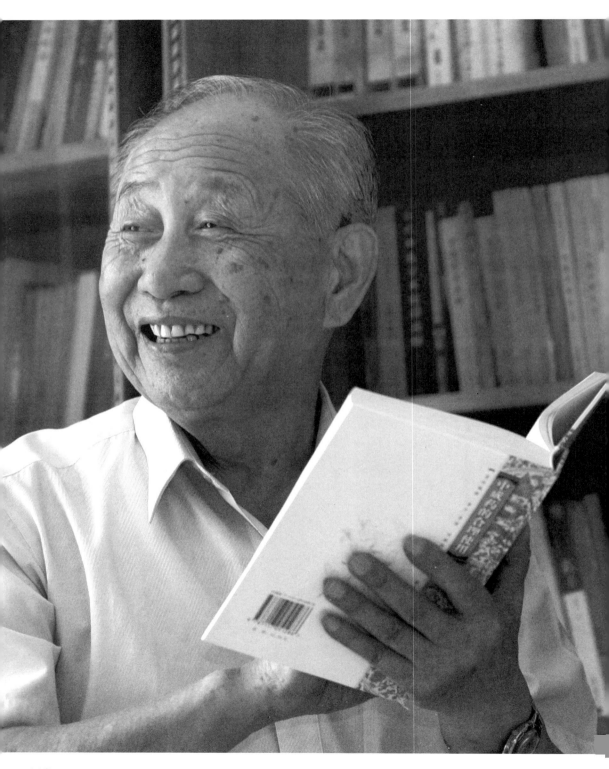

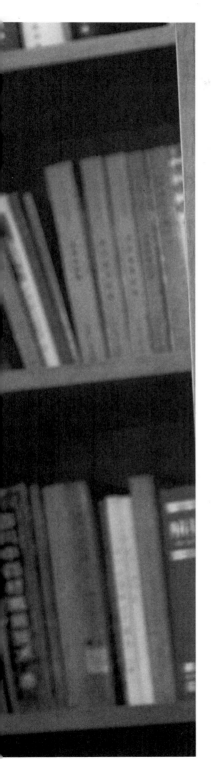

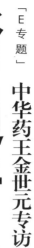

踏遍青山人未老

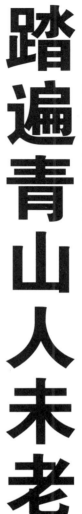

一位耄耋老者，将毕生年华浸润于百草馨香，走遍祖国的山山水水，只为去到生长出不同药材的地方，摸清数千品种中药的"脾气"、"秉性"。他就是非物质文化遗产"中药炮制技术"代表性传承人，金世元。

听金老讲药，用一口地道的京腔京韵，如数宝贝一般，将一味味地道药材与原乡山水、物候共成一脉的性情，细细道来，好似京韵大鼓的曲调，悠扬、厚重。

谈及儿时做中药学徒的年代——炮制时，蒸、炒、晾、晒；给客人称药时的小心翼翼，生怕差了分毫……

金老开朗地笑着，在讲述中，带着我们回归大自然的奇妙圣境，似铃儿，敲打出无数药精、草灵的舞动，顺着风儿飘过来的，是迷人的麝香，是长须的山参那股神气，是开满山野那绿油油的田七花儿……

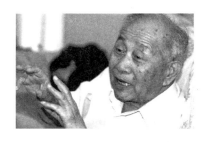

〔人物档案〕金世元，1926 年出生，国家级非物质文化遗产"中药炮制技术"代表性传承人，被尊为"国药泰斗"。享受国务院特殊津贴。主任中药师，首都医科大学中医药学院客座教授、首批全国 500 名专家导师、第二批专家导师、国家科技部国家秘密技术中医中药审查专家、国家自然科学基金委员会中医中药监督管理局国家基本药物评审专家、中华中医药学会终身理事。

上篇：天安门里出来的中华药王

故宫端门外的西朝房，如今已经成了展览经营之所，极少人知道，在百年岁月中，有一脉药香，伴着老先生和学生们唱读医书的声音，在时空里回荡，附着在这里每一块瓦片的缝隙，每一根梁柱的内里——北平中药讲习所，曾经就开在这里，年少的金世元，与之远隔时空而望。

在金老的讲述里，月色下的老北京如一幅画卷，悠然浮现眼前：老掌柜的鼾声，就像一声又一声不成调的督促，小学徒们勤苦地站在那些半人高的灶沿上，在呛人的烟雾里，搅炒出一室药香，微妙地改变着这些植物、动物、矿物的天然属性，还有磨过的、蒸过的、晾过的、晒过的……收拢起来，收进那每一丝木质纤维都已浸入药味的斗子。

待到客人来了，照着先生开的单子，一一抓出来，谨慎地过了戥子，仔细包成小巧惹人喜爱的模样，恭敬递到客人手中，目送客人离开。

中药行儿，这中国特有的行当，因其治人、救命的特殊性质，在传统文化近乎严苛的道德约束下，极讲究规矩、信义，于千百年的历史河脉中，微妙地联接着人与人之间的情感关系。

1. 到天安门学中药去

田　原：您的声音特别亮堂，好听着呢！

金世元：瞧您说的，我们都老喽。老人儿就越来越少了……

田　原：国家名老专家师带徒，您是第一批拿国务院津贴的，北京中医药系统，一共 5 个人，4 个中医师，唯独您一位中药师。

金世元：是。其他四位现在都不在了。

田　原：看您怎么也不像 80 几岁的人呢。听说 2000 年的时候，好多单位联合在人民大会堂给您办了一个从业 60 年的纪念会，请金老送一本画册给我们吧。

金世元：送给你我就没有了，就给你瞧瞧吧（笑）。你看，这是我 1940 年在北京中药讲习所，毕业时候的照片。

田　原：今天八九十岁的国医大师们，在少年时代都"早熟"，十几岁就能出诊看病了，您也是 14 岁就开始做学徒，学药了。

金世元：我 14 岁进北京，从我来北京学徒到今天，67 年，干药行的经历 67 年呐，少有的。那时候都这岁数，一到 16 岁就嫌大了；这个年岁小，思想也单纯，没有什么其他想法，学起来快。

田　原：为什么选择学药呢？

金世元：都是农村的，苦啊。那个时候，在这个药行里头，没有正规学校，都是学徒的，什么中专、大学，这都解放后的事儿；学医的还好一点儿，北京市有一个孔伯华成立的中医学院，但能有多少人学得起呀？我是农民家庭，我的父母是比较开窍的，找个学徒的机会就让我进城了。就在这个"富有批发药庄"做的学徒，批发就是批发饮片，铺里还有零售，就是抓汤药，卖汤药。

到那儿去了以后，也不挣钱，主要是为掌柜的干活，白吃白喝。

学徒啊，是干中学，以实践为主，基础理论也有，得靠自己学。什么时候学？白天劳动，晚上学。尤其是药房，每天晚上 9 点上了门闩以后，得伺候那些老先生睡觉，他们睡觉了，这学徒的才开始看药书了。抽空儿偷着学。至少由 9 ～ 11 点，自己学。学什么呢，它也有基本的药书啊，白天看着人家抓药，晚上就看书对。

学徒那几年正是日本侵略中国的时候，这日本人就说：西药都是正规学校毕业，中药怎么还学徒啊？你中药必须有正规学院才行。所以伪卫生局就办了一个"北平市中药讲习所"，要求大药店必须去俩人，一般药店去一个人，毕业后得把这个执照挂在店堂上，否则不准开业。那家家儿都得去人啊，人家派去学的都是自己的子女、亲戚，我们这东家呢，他是山东人，他的子女都干其他行业，不干这个，在学徒当中找一个吧，就让我去了。

田　原：掌柜的瞧您聪明。（笑）

金世元：我估计掌柜的瞧着这小孩儿挺聪明的，第二呢，个头儿挺矮，也卖不了大力气（笑），就让他学去吧。可是白天还得干活儿，晚上学去，多长时间呢？6 点钟去，9 点半回来。

这个学校还挺气魄，天安门里头西朝房，就在那儿学的。

它是两年毕业。但是中药哪儿有人教？都是中医教，那老师都是北京著名的中医师，有的是末代御医呀，了不得。那时候我就偷偷地想：我在药行里毕竟是一个行业，再学点儿医术，将来干这个不成我就干那个去，这多好啊！就这想法。

但是中医基础理论的四部经典不好理解，挺吃力的，怎么办呐？机会不容易，我得狠练，得狠背。我就背呀，背呀，狠背了两年，哎呦，难背着呢！（笑）中药就是基本知识，重点是学习中医啊，所以我这中医底子为什么好……老师太有名了，我学得也扎实。

田　　原：所以您虽然干了中药行，但不是一般的"药剂师"，中医理论的基础也很扎实……听说1957年，您就参加了北京市卫生局举办的中医师资格考试。

金世元：1957年我就有开业执照，就是从这儿打下的底子。1957年我考中医大夫那会儿，也很有意思，通知让我考试去，我发怵啊，不敢告假，拖了很长时间，才跟科长说我这儿有通知，明天叫我考试去，考中医。党书记就来找我了，他也是一个老中医，解放的时候是山西省卫生部部长，他说你怎不早跟我说呀，早说放你两天假复习去。我说我没敢跟您说。书记说那你赶紧回去吧！我说我哪儿回得去？我这还净事儿呢。我那时管药材质量，这药材合格不合格，我不盖章不能入库，有些东西还在北京西站搁着呢，我得把这些都处理完了，才能去考试。

跑到那儿出了一身汗，我一瞧：晚了，人都走了！再一看那些监考的大夫，都是名医呀，都认识我，说：哎呦，你怎么这时候才来呀？我说都走了？他们说不碍事，是他们不会，这还有一口袋题呢！（笑）那时候考试题，还摇呢，摇出来一个往黑板上写，再摇出来一个往黑板上写。写一个答一个。六七道题吧。他们说你成不成？瞧这个题。我说这还不简单嘛，这些原文我都知道，我就先写原文，然后在底下写注释。结果考完了，都答上了。差一道都不成的。

1958年公布的成绩，你猜猜有多少人跟那儿考试？1930人，就考上160人。为什么呢？因为解放后，一些地主老财都有点文化，都看点医书，都看病，到处挂牌，都叫中医；后来就都给清出去了。都没考上啊！

给了我通知以后，市卫生局就找我说：你甭干中药了，你搞临床去得了！那时候，宣武医院刚成立，铁路医院也刚成立，都需要人；后来我们经理急了，坚决不放我走，说懂医懂药的，我这儿还没人呢，你贵贱都不能走。你就不能选择。

田　　原：但您说什么也舍不得天精地灵的宝贝药材们。

金世元：拣实在的说，我从小学徒学的就是药徒，割舍不了啊！太亲近了，感情深着呢，您想想，这药本来就是大自然的精华，人呢，也是大自然的产物，也必须依赖大自然才能生存，这里面的关系呀，天然就是这么亲近，一旦要是疏远了呢，人就要出问题了，您说是不是啊？

我就没有弃药从医。后来我也是一再要求，我干这药行是从小的基本功，中医我也是下了功夫的，常人吃不了的苦我都吃了。背那个《黄帝内经》、《伤寒论》，每天我都定出量来，必须熟背。太难背了，背完了还要理解，而且多少名家评论你还得一字一字念，《伤寒论》有多少名家进行评论？你都得看了，只有看了那个才能开窍。光背完了哪儿成啊。那可不是一阵子就能背完的，一直得背下去，后来都背成什么样儿了？脑子忘了嘴还忘不了！都背魔怔了。有时候一反应就出来了，另外我看的杂书也多，所以说我学中医呀，学得不容易……

田　原：还真是辛苦着您了。后来有坐诊看病吗？

金世元：从1952年开始，那时期还在私营呢，我每个周末回到农村，就开始给百姓看病，我是有正式医照的。一直到1956年的公私合营。也不收钱，就是义务看病。

田　原：在您这儿抓药吗？

金世元：我老家就在望京那儿，他们进城就买药了。所以说那边儿十里八村的没有不知道我的，我没要过一分钱。后来呢，药材公司不是没叫我走吗？就为我成立一个医务室，我就一方面工作，一方面看病。

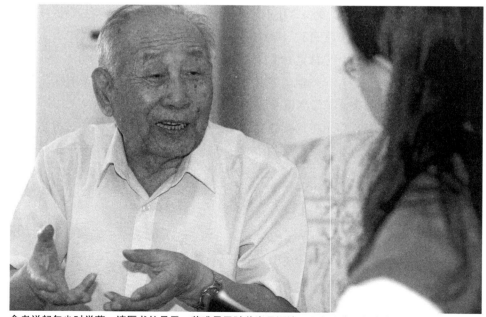

金老说起年少时学药、读医书的日子，苦难早已随着岁月沉淀，只留下内心的充实与快乐。

2. 那一年，大药锅边儿上的小学徒

田　原：14岁开始学徒，小孩子啊，挺苦的。还记得那些年学药的事儿吗？

金世元：哪儿能不记得。过去有这么一说：靴、帽、茶、药，四大苦行。其中以药行最难学也最受人尊敬，它服务的对象不一样啊，是病人。一个农村孩子，瞧着祖辈年复一年面朝黄土背朝天，如果真能跳出去，到了城市，可了不得了。思想上就有这个意识，再苦再累也比农村强啊，所以就能扛，能吃苦。

田　原：掌柜的对您好吗？

金世元：比较苛刻，为什么呢？药行的学徒不同其他行业，不是理发也不是学厨师，学徒三年就走人了。药行是文化领域的，掌柜希望你能成人，所以严格要求。第一，你要是不走的话，是他的一个帮手；第二，你走了，哪儿出的，也是他的名声。所以我们去的时候都考试，写写毛笔字儿，打个算盘，加减乘除，掌柜让你搁那儿住下，他得看些日子；留下了，是学无止境，我在那儿呆十年，就是本屋徒弟，就没有出徒。

田　原：做学徒的规矩也多着呢。

金世元：要说那规矩啊，就是说，你要想方设法把老先生伺候好喽，嘴儿再甜点儿，他才能对你多说点儿，多教给你点儿。每天晚上在店堂里面为这些老先生搭铺，两个铁凳三个铺板儿；老先生睡觉，夜壶你都得给提来，准备好。晚上9点钟上门闩，伺候老先生都睡觉了，我们这几个徒弟就集中一起念书到11点；特别在夏天，时间不能太长，那地儿招蚊子，老先生就不乐意了。一清早儿6点钟就得起，扛铺盖卷儿，拆铺了，倒夜壶，给老先生打洗脸水，你一盆儿、他一盆儿……

田　原：听您说过去的故事，整个儿的一老电影儿。

金世元：对呀，学徒嘛！轮着往下学，一年是在饮片上，行话叫斗子上，一年呢，是在丸药上，你得学全面啊！尤其我学徒的那个富有批发药庄，供给市内各个中小型药店用，受累受大了。

田　原：丸、散、膏、丹的炮制流程都得在心里装着。

金世元：我们都亲自干过啊。从饮片的切制、炮制，什么东西好，什么东西坏，什么东西切出漂亮，哪个地道，都是我们实践中得出的经验。

原料药材，只有通过一整套工艺才能成为饮片，才能搁在头里调剂。我们这中药炮制啊，分三大步骤：第一净选，第二切制，第三炮制。什么叫净选呢？有些东西可以不炒，不切，挑拣整理，去头、去皮儿、去毛儿、去足，这叫净选。那么大块儿的根茎类，经过水的浸泡、焖润，进行切割，我们管这叫刀行儿；还有一个炒制，有些东西要通过炒，有清炒的，什么都不搁，有加辅料炒的，酒、醋、盐、姜、栗，还有精炒的；来到饮片这里，头里抓药那抽屉叫斗子，我们就叫斗子房儿，制造丸的地方叫丸药房儿，现在都叫车间了，过去多大也不叫车间，没这名儿。

冬天还好一点儿，夏天可受罪了！我就站在那儿，锅台到我的胸部，那铲子跟咱们现在的铁锹一样，瞧见过没有？它那铲子直的就跟铁锹一样，下面一直烧着火呀，烧药材来的那些包装，什么席子，荆条，木头。上头呛，那可不是熘肉片儿的味道；特别是炒姜，把这姜啊，切成块儿炒成炭，那叫呛！冒那黄烟，流那汗啊！炒炭不是黑的嘛，我们的脊梁沟就往下流黑水，反正炒出什么颜色我们就流什么样的汗水。干不动，几个人轮换着。

田　原：这炒药里的门道可多了去了，火候大小、时间长短、是不是炒均匀、配料的多少……看上去跟炒菜似的，油、盐、姜、醋一一上阵，其实哪道工序差个一星半点儿都不成，药性会发生变化，大夫给病人用上，疗效可就"差之毫厘，谬以千里"。伊尹创下的"五味调和学说"和"火候论"可都在这炒药的功夫里呢。

金世元：有炒焦，有炒炭，炒麦芽炒黄就成；要是焦麦芽，就得多炒会儿，颜色不一样，炒炭颜色就更不一样，这些叫清炒；除去这炒，还要加辅料炒，比如说炒柴胡，我要醋柴胡；黄芪呢，我要蜜炙黄芪；车前子呢，我要盐水炒车前子……哎呀，那讲究太多了。所以今天呢，大学里使用的《中药炮制学》都是我们写的，没有当年的这些个经验就写不成！

田　原：相比之下，现代化的炒药机和煎药机，就显得没有"人味"了。

金世元：这煎药啊，我一直有看法，确实应该改进，要跟上时代的步伐。

过去我们煎药都是砂锅煎药，其实挺科学，它不是金属，属土制品，和人体是亲近的。砂锅煎药，煎药的时间，先煎的、后下的，头煎、二煎，这是科学的方法，老百姓都掌握了。现在这煎药机可不是，把你那药往里一倒，完了以后就给您一袋儿，出来了，您闻那药味儿，轻多了，您看那药色儿，也浅多了，您尝尝也没那么苦了，当然药效……也就不好说了。就为了图方便，省事儿啊。

这招儿最早是韩国弄出来的，现在我们国家也跟上了！您说这煎药机科学吗？

3.中药行儿，存在规矩里的良心

田　原：金老，您闻香识药的功夫相当了得。

金世元：每一种药有每一种药的味道，有一些药，我也甭瞧，一闻味儿我就知道是什么，让你用纸包着，我都能知道是什么，那瞧见了谁还不认识？

这学徒啊，还是一个融会贯通的过程，一年干这个，一年干那个，所以你学的比较全面，理论知识呢，都是业余时间自己学。

那跟老先生学些什么呢？一到晚上7点，黑了天了，后边不能干什么了，都上前柜，前柜有门市，大栏柜嘛，学徒都去认斗子，跟老先生学抓药，这方子怎么瞧？什么叫别名儿？抓药是一味、一味的，药包怎么包？大包怎么包？什么叫一口印儿？

田　原：我家附近有间药房，我总去那儿抓药，药房里有位女药师，她包药讲究着呢，每味药包一个包儿，一个个都包成元宝的形状，特别漂亮，说是过去老师傅们都这么包，得病的人家都不容易，这么包是给病人送个吉利。无形当中，这抓药的人和买药的人之间，就多了那么几分人情味儿。

金世元：小包儿！那小包儿怎么包，都有规矩的。像是这一口印儿，就是一味药一个药包，一个、一个包好，再包大包，底下是四方形的，往上越来越小，金字塔状。可不是现在的一大堆。

有个人说，这我们都熟，我教十多年炮制了，想当初，我那时候实习，还在同仁堂呆半个月呢！我说你呆半个月？哎哟，我干好几年！你学的那点儿东西都是我们少年的实践内容。

这个药包啊，有大的、有小的，那不是都一样儿的，我现在就给你包个样子，你瞧一瞧。

我跟你讲，过去啊，各个行业它都有包儿，都不一样，药有药包儿，茶叶有茶叶包儿，卖烟有烟包儿，过去不叫副食店，叫油盐店，油盐店还有那虾米皮包儿，都各有各的讲究儿啊。

再来讲这药包儿啊，你看，我一只手就拿起来，这得有规矩，包出来要平，出来一块马上掖回去，它叫双掖口。大小都是这样。

田　原：哎哟，真漂亮。

金世元：那时候的中药调剂，业务量没那么大，有多少人吃药，吃不起啊！

那时期买药来的，多的买两剂；现在开这处方，一开十剂。

过去中药调剂那得准，那是治病的东西，可不是馒头，多吃一口少吃一口都行，我们那是药有药的配伍，量有量的配伍，那可不能随便来呀。就是买两剂，我先约约它够不够3钱，不够拿回来点儿，准保是你的3钱，就3钱；现在它10剂，弄得过来吗？中药调剂那是接触病人最后一道关，是非常重要的。

田　原：大夫开的方再好，药不好不行，调剂的量不对，也不行。

金世元：所以作为一个调剂人员来讲一定是中药的全面手。

我说这个行业啊，怎么学？由饮片到丸药，最后来到前柜，前柜上怎么学呢？后边他都知道，丸药怎么做、饮片怎么做？到了头里，怎么面对患者？怎么调配这处方？这处方有什么解释？处方这名有什么解释？处方怎么审核？什么叫"反畏药"、禁忌药、孕妇禁忌药？怎么拿铜缸子（砸药的工具），怎么使戥子（称药的工具）……

哎哟，那规矩，哪儿错了都不行，不能错！

我们在那砸铜缸子，都得砸出声儿来，内行人，和掌柜的老先生一听你这个声儿就知道你砸什么呢。现在行吗？现在的中学毕业生，一点儿功夫都没有就敢照字儿抓药。

田　原：丢了规矩了。

金世元：规矩！中药这行业是非常吃功夫的，鞋、帽、茶、药四大苦行，都比不了药行，药行的工作是有一定的文化内涵的。

我在杂志上发表过一篇"漫谈中药斗谱"，哪儿跟哪儿挨着？为什么这么搁着？它都有规矩。

大夫要开补药，比如四物汤——几味药得挨着放；补气的四君子汤——几味药都挨着摆，便于调剂。

还有就是，凡是治什么病的基本都搁一块堆儿；但相似的药，必须得隔开，你万一拿错了呢，是不是？这里头都有规矩儿。

现在这规矩都没了，早都没了。

按旧社会来讲，顾客进来都称呼我们为先生，没有叫伙计的，新社会也没有叫同志的，也都叫先生。好像这个行业比较尊贵，另外，这个行业的职业道德也高于其他行业，因为它是治病救人的！

这个职业也能够规范人。我的体会是：患者得病的时候多痛苦，家里人着多大的急？轮到自己身上来怎么办？马虎对得起人家吗？让我弄点儿假的、弄点儿伪的、弄点儿次的，我绝不干。过去这行就这样，今天，那我就不妄加评论啦。什么叫老药工？什么叫老先生？没谱。

田　原：老理儿、老规矩没了，人情味儿啊都跟着一起散架儿了。

金世元：十几年前，有家大医院找我给瞧瞧，说外国人都到那儿去参观中药房。我到那儿一瞧，我说你这是什么呀，土鳖虫不写土鳖虫，你写"土圆"，这你应该写的吗？这土圆儿是行内人的话，行外人怎么懂？我说你这个别让人再照相了，外国人知道你医院有名才到你这儿来，实际你这中药方面根本没到位……现在他们连调剂都没有了。

田　原：您这一代人，全国的药行就您退休晚，人家早都退了。大家都不舍得让您退下来。

金世元：请我的地方多了。有家香港药材公司找我多少次了，头20年就找，我不去。犯不上为赚这俩钱儿，让人家说三道四，这老先生，为发财走了。（笑）

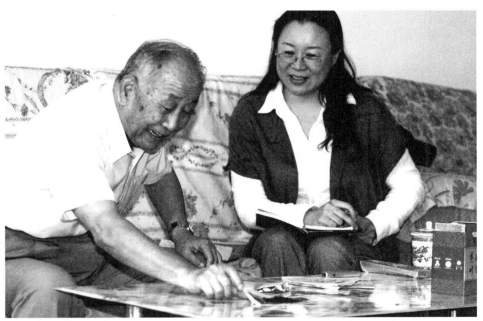

金老一边儿说着过去老药行儿里的那些个规矩，一边儿拿来报纸，利落地裁成小块儿，放上一撮茶叶，现场示范过去的"药师"们是如何包药包的，一口印儿、双掖口儿……

4. 别让中医败在中药手里

田　原：您是北京卫生学校中药专业的创始人，当时在什么背景下创建了中药专业？

金世元：在北京药材公司的时候。卫生系统成立了中药房嘛，需要人，总向药材公司要人。后来药材公司和北京市卫生局商量了一下，决定在北京卫生学校成立个中药专业，我就那时期去的，开始创建中药专业。

那时一没教材，二没教学计划，我们也没上过这样的学呀。什么都没有，白手起家，把我先调去的，以我为主，还调去三个人，一个教炮制的，一个教制剂的老药工，一个当试验员的。我这相册上（金老指着画册上的一张照片说）第一期的毕业生，后来都是主任了。

田　原：这都是您的骄傲。您那时候负责教什么？

金世元：中药鉴定。其实整个创建我都得负责任，不懂啊，就看其他专业的老师怎么上课，怎么写教案。听人家讲课，跟人家学啊，然后一边教学一边开始编写教材。所以在药行的十几年，我感到值得啊。抓药、当调剂员、跑药行、整货批发……可以说中药行业里我都干到了，这些个支离破碎的知识，通过这一教学——这可跟自己工作不一样，得给他写成讲义、得系统地教给学生啊。

田　原：这样您就把这些知识系统整合，成为中药学教材了。

金世元：也就是这样一步一步走过来的。有时候机遇来了我非常爱惜。

田　原：这也需要有您丰富的知识和经验作后盾啊，从您的照片上看，国内各处培养、种植药材的地儿您都走遍了。

金世元：基本上吧。全国各省除台湾以外我都去过了。这中药，常用药有一千种。这一千种呢，75%～80%都是植物药，它与自然气候、阳光水分、栽培环境都有直接关系，不是一地都包了，各省产各省的药，各有各的特点，南药不能北驻，北药不能南移。

田　原：不愧是中华药王！现在的情况是，北方也有"南药"，南方也有"北药"了。

金世元：乱，有点儿乱。1955年卫生部提倡这么一个做法：南药北移、北药南种、就地生产、就地供应。其实是错误的。那时候我还在药材公司，我们把南方的药弄来了好多，四川的黄连，浙江的川贝……在昌平县小汤山儿，有十几顷地都专门干这个，最后都失败了。

把海南岛的槟榔都给移来了，小槟榔一来就打蔫儿，不活呀。

动物也是，我们从广西弄活的穿山甲，穿山甲经外界一刺激，它马上蜷起来，你掰都掰不开，人家在当地是总在活动的，到我们这儿来了一直就打不开，直到死。

所以说各地都有各地的地道药材。

田　原：一方水土，造就一方物候，生养一方动物、植物，孕育一方人类，彼此配套，天人合一。就是在这个地方种的药才是上乘的。

金世元：对，所以说这地道药材的形成啊，不是现在的事儿，它是历史记载的，是历代医药学家从长期用药经验总结出来、而被全国医药界公认的质量优良药材。不是药业人搞的。

所谓"地道药材"，是指正品，而又生长在适宜条件和特定地区而言。

李时珍曾经指出"今人惟以怀庆地黄为上"。怀庆就是今天河南沁阳县那一带，至今都是地黄的主要产区，这里的地黄，被誉为"四大怀药之首"（怀地黄、怀山药、怀牛膝、怀菊花）。

又说麦门冬"浙中来者甚良"，今用之麦门冬一是杭麦冬，主产于浙江慈溪、余姚等地，另是用川麦冬，主产于四川绵阳、三台等地。杭麦冬块根肥壮盈寸，味甜质柔，公认的麦冬优品，被誉为"浙八味"（杭麦冬、杭白芍、杭白芷、浙贝母、浙白术、延胡索、山茱萸、浙玄参）之首。

孙思邈在《千金翼方》中指出："服药采取不知时节、不知阴干、曝干，虽有药名、终无药实。故不依时采取，与朽木无殊，虚费人功，卒无裨益。"并说"凡药，皆不欲数数晒曝，多见风日，气力即薄歇，宜熟知之"。

南北朝，陶弘景在《本草经集注》说得更清楚，"小小杂药，多出近道，气力性理不及本邦"。

不过现在的地道药材也不是一成不变的。刚才我讲了，用药的量不一样了，过去用的量少啊，旧社会多少人能够吃得起汤药啊？随着人们生活水平提高，医疗事业的改革，现在中药用量大了，原产地都不够用了，原产地扩大生产也不够用，特别是野生药材，已经快灭绝了，都快给刨光了，这样不引种野生药材是不行的，地道药材完全占住产地的做法不行了，必须得扩大种植，异地引种。

田　原：中药用量大，是否也和经济挂钩，以及中医师的水平有些关系？《伤寒论》里的经方，很多是几味药，两三块钱，只要对证，吃上了，很快就能解决问题。

金世元：我有一个看法，我认为这药，就不能随便经营，烟酒你都专营，这药是治病救命的，怎么就不能专营？专营起来它可就好多了，从采、种、制、用，整个系统，这个权你就不能放下去，要认真管理准能管理起来。

解放后，特别在上世纪80年代以后，药不够用，这药农呢，又没有知识，促进高产啊！

我举一个例子，知母本来是生长在低处贫瘠的矮山上，土层很薄，它主要生长在石头缝里，有点儿土就长这个，那可不是一年形成的，它每年长一点，一般都是笔管那么细，但是今天，给它弄到平原来了，土质松了，阳光水分、特别是化肥都是人供给的，一让长，它就长，长多大？擀面杖那么粗了。

为什么强调原生态？因为它是本质，是不容篡改的呀！

我曾经写了一个论文《论地道药材》，什么意思呢？我们说动物植物的都一样，都牵扯土壤、气候、阳光、水分、栽培技术、生长年限、采收季节、产地加工，这几项没有一项不牵扯质量的。人家种三年，你种两年就不行，人家秋季采收，你为了早赚钱你夏季就给采了，也不成，这都有关系，不能随意变。

我的意思说，既然不够用了怎么办？扩大种植，引种、试种是惟一的前途，但是一定要考察好，产地的气候土壤要相近，它是可以的，您别把这个东西都弄到别地儿种去了；您把河南应该产的东西搞到海南岛种去了，不行。

这是一个。另外还应该注意到什么？应该注意到"种子"，地道药材有地道药材的种子。

田　原：在大形势下，还是要尽可能保留地道药材的基因。

金世元：植物都有来源，门、纲、目、科、属、种。你比如说蛇，你问是哪个门？是脊椎动物门，什么纲？爬行纲，什么科？眼镜蛇科，白花眼镜蛇……必须得把这种拿准了。你比如说咱们药典记载的大黄，实际大黄种类多了，只有三种才能当药用，原因是什么，都含有效成分物，其他的大黄呢，作用就很小，就不能当药吃，就不行。所以说你引种的时候要注意种子，你把种子引错了，就是地道药材的地方，也产不出地道药材。

引种第一注意气候，第二注意种，第三还应该注意到农药、重金属。

为什么我们的药出口出不去啊？人家一检查，重金属超标。重金属超标是与土地有关系，农药是你自己使的，为了杀虫把这药材给污染了。在国际方面，中药种植必须达到GAP，这是有标准的。

所以我认为还是政府管理不到位，所以造成中药质量下降。这就还需要国家引导，管理不能粗放。

也有一些不法经营分子，借着我们中药这行是短缺品种啊，搞些个制假、造假、售假……现在有很多企业把中药糟蹋了。哎哟，您瞧那报纸上面，这一开放，北京开了多少私人医院？所有西医不能治的，他们都能治。我们不是什么都能行的。很多西医也是这样，你找中医调理调理吧，没办法了就往我们这儿推，结果呢，我们没治好就成了我们的责任，这叫什么事儿呀？

还有现在很多西医开中药，大量应用中成药，我们中成药的销量 80% 是西医开出去的，西医是各科都用。他就瞧瞧说明书，再通过业务员介绍，这药能治什么病，就开出去了。他可不管，他胆子大着呢！中医不敢用的他敢用。

现在有好多人不是中医，可能是搞药的，也可能是西医，打着中医的旗号，在英国呀，奥地利啊，开诊所挣钱。出去以后就说是中医中药专家、博士、院士，其实什么都不是。利用中医中药发财，却把中医中药的名声给毁了。

哎哟，怎么说呢，中医中药得从根儿上治理，光喊不成，上级管理部门净找我开会，来了就让我说话，说完了也就完了。我还得罪好多人。您看现在这大专院校的学习，明明是中医专业，可西医专业的书籍超过中医专业的书籍了；它那个直观啊，好理解啊，显微镜里能瞧得见啊。中医那么多难懂的理论：什么叫阴阳五行啊？什么叫四诊八纲啊？学生不爱学，谁也没办法。

所以振兴中医中药不能只是一个说法，您怎么振兴？下真功夫了吗？

田　原：怎么振兴中医、规范中药？您得给提些好的建议。

金世元：我们说西药也好、中成药也好，都要在辨证的情况下才能用药。另外，我们中成药也有处方药和非处方药，也不是随便用的。现在是西医用中成药不辨证，只看说明书；第二听卖药的业务员介绍；第三还有利益驱动吃回扣，这都是不言而喻的事了。致使我们中医发展受到多方面的阻碍，把我们这中成药给曲解了。就跟我们中药似的，有的人不认地道药材，反而用那不地道的。我就问他们饮片厂，怎么还进这货呀，地道品种是浙江的，你怎么还买湖北的啊？他说您不知道：人家那个主任说了，浙江的个小，我们不要这个，要那个大的！其实那个儿大的不好，他根本就不懂！你看看，地道药材都失传了，真伪优劣一锅煮。

田　原：把宝贝都当成白菜、萝卜一样看待，您得多心疼呀。

金世元：拿着我们这些宝贝就为挣钱。咱不能让中医败在中药手里啊。现在西医大量乱用中成药。你看那大黄䗪虫丸，那是《金匮要略》的方子，治妇科干血痨的，那破血厉害着呢，现在却说这大黄䗪虫丸能治什么肝硬化了，哎哟，现在各科都用。还有你看看一个血府逐瘀胶囊，是活血的，现在哪科都用，眼科都用，结膜炎也吃这个，牙疼也吃这个。

田　原：这样的现象屡见不鲜，但是患者不了解详情呀。

金世元：不用给患者出主意，您就给医生出主意得了。就应该从根儿上解决问题。你西医也多少学点儿中医，否则你的水平不行。凡属西医开中药，你必须得有辨证用药的墨案，就是病历，你给我写好了什么病。我们中医看病有一套规矩，望、闻、问、切呀，什么脉？什么舌象？什么症状？都得给我写清楚。在这辨证情况下你用的什么药？随便一句话就结了那不行。

田　原：中医、中药的现代规范化，还需要拾掇回来那些老规矩，中医药产业才成方圆。

金世元：理、法、方、药都得写清楚，四诊都得写清楚。我们过去都有规矩啊。你比如说这人头痛、发烧、口渴，脉弱、舌苔黄……凭这些判断：风热感冒所致。通过症状辨证、辨别是什么病，总的原则是什么？应用什么药？办法是清热解表；用什么药？银翘解毒丸，或者银翘散。这才是理、法、方、药。中医看病得整套的，现在好嘛，就两字儿——感冒，感冒清热颗粒，您拿走五盒儿。这哪儿是大夫啊？

田　原：中药的使用在过去又是什么情况呢？

金世元：中药在旧社会的时候，也没有说十全十美的，因为它品种太多，销量不一样。北京市有批准文号的，不是随便，每种东西物价局都有批准文号，常用的 500 种，最常用的 300 种，这 300 种是最常用的，500 种就是准备的，那药材公司仓库中就得有 1000 种，那 1000 种也有两年也用不着的，所以说这行业非常复杂。植物、动物、矿物，天上飞的、地上跑的、河里凫的它都有，每一个品种都得要讲真伪，都得要讲质量，每一个都要讲。不是说（只有）我常用的当归、大黄、人参、鹿茸讲质量，都要讲质量。我认为无质量就无效果，特别是小品种。

田　原：小品种是说用量少的？

金世元：就是用量少的，它也是队伍当中的一个呀。所以说每个药都得要讲真伪优劣。

下篇：地道药材，天地之大德

人与中药，本是天然的联盟与呼应，我们生活在一个中药的世界里。

北方人爱吃猪肉芹菜馅的饺子，这芹菜其实就是一味中药，它有降血压的功能；把烤羊肉串用的孜然炒熟，用醋调服，可以缓解心绞痛和失眠；做菜用的花椒，可以扩张血管，降低血压；大料健胃散寒行气；陈皮理气燥湿……

还有那超市里卖的各种汤料包，哪个不配了几味草药。

人和万物之间存在着道不尽的互补和依存关系，人们发现万物各有其性，能补充人体先天和后天的各种缺憾，便将其叫做"药"。

这就是我们这个世界万物的一个基本特点：人与自然，相依为命，一半是药性，一半是人性。

作为一个诞生于自然的生命体，我们的一切都与这个广阔天地紧密相连，呼吸和潮起潮落相连，脉搏和花开花谢相应，体温的凉热和昼夜的轮替相连……你看，我们的身体和精神，都拥有自己的寒暑和阴晴。这种自然而然而又令人惊奇的呼应，让我们感到我们和自然实为一体。

1. 牛黄——老黄牛与人类的肝胆之情

田　原：同仁堂将您奉为中药炮制技术的一代宗师。您是什么时候开始和同仁堂打交道的？

金世元：我跟他们接触太久了，旧社会就跟他们接触，都快 60 年了。

同仁堂的安宫牛黄丸，全国都得上它这儿买来，别的他不信任，因为他们至今仍然用天然牛黄和天然麝香啊。安宫牛黄丸用来治疗温热病引起的高烧不退，神志昏迷，包括今天很多的急性感染病，中医的温病，效果非常好。可以说是急救药，起死回生，效如桴鼓啊，很灵的。

天然的牛黄和天然麝香可不只是贵点儿那么简单。天然牛黄是牛的一种病理产物啊，牛的胆结石，不是您杀个牛就能得到的，非常稀有。这牛长不长胆结石谁知道？外表上看不出来，只能宰牛的时候摸摸苦胆里头有没有结石。

咱们国产的牛黄是不够用的，所以我们的牛黄从历史上就进口。先前的金山牛黄，是在美国进口，实际上，美国是个集散地，重点出在南美，委内瑞拉、乌拉圭、巴拉圭、智利，集中在旧金山，往咱们中国运，所以叫金山牛黄。

他们卖我们很贵呀，1公斤大概要20万人民币，货源也不稳定。但是为了保证安宫牛黄丸的供应，现在国家直接帮助进口。

麝香也如是。安宫牛黄必须得用麝香，安宫牛黄是清脾热，化痰，退烧，但要没有麝香，病人要是昏迷不醒，必须用麝香芳香开窍、苏醒神志。其他的药能用合成的麝香，安宫牛黄不能用，它是一种抢救药。

羚羊角也是完全进口，我们国家不产羚羊，主要是从俄罗斯、哈萨克斯坦、蒙古国进口。国家中医药管理局、国家食品药品监督管理局、林业部，都在为保持中医中药特色，共同想办法进口。

同仁堂必须用地道药材，得要真，得要优，这是它的特点，绝不用假药，绝不用次药，所以它的疗效显著。不只大品种，连小品种都一丝不苟。

像大山楂丸，过去专门卖小孩儿吃的，过去没有什么山楂糕、红果罐头。小孩儿经常上同仁堂买大山楂丸吃。同仁堂的大山楂丸不只精选优质的山楂，而且它里头加上六神曲、麦芽；不是完全用蜂蜜来和药丸，还加上白糖，好吃。

田　原：张仲景曾说"四季脾旺不受邪"，偏偏小孩子是"肝常有余，脾常不足"，所以就有中医儿科专家说了，小孩子生长发育所需要的营养，全要靠脾胃来转化，脾胃负担大，就容易出现积食导致发烧这类情况，养好小儿的脾胃，是非常重要的一件事情。足见过去的人们，给孩子吃零食都吃得如此讲究啊。

金世元：它的原药材到了我们这，必须得经过炮制，就是炒。炒有清炒、有加辅料炒、有挑拣，同仁堂的炮制非常讲究。我举一个简单的例子，同仁堂大活络丹里有蕲蛇肉。蕲蛇是种毒蛇，本来就很缺，产在江西、福建一带。蛇农逮住以后，破腹挖心，把内脏都挖出来，血液排净，把它撑起来进行干燥。同仁堂用的时候把蕲蛇用黄酒给焖软了，肉和骨头脱开，再一点点把骨头摘净，蛇肋骨上面的小骨刺，必须用镊子才能夹出来……

再说山萸肉吧，药典规定，山萸肉购买的标准是：果核和果梗都算上不准超过药材总量百分之三，但同仁堂规定必须百分之百是净肉，一点儿果核和果梗都不能有，一个儿、一个儿挑，非药用部分都给你排除，讲究极了。

过去药行都讲究赶庙会，那时河北的庙会就在祁州，也就是今天的安国，那是全国著名的大药市，祁州一年有两个庙会，春庙和冬庙。赶庙会的时候，全国各地的药商都把药运到那儿去。

庙会有个特点，同仁堂不来，大的品种不开店，等着同仁堂，好的都给它留着。等同仁堂走了以后，再开市再卖别人儿。同仁堂只挑好的，不好都不瞧。只要好，同仁堂连价钱都不打。谁不等着同仁堂来了能卖个好价呀？

田　原：说起麝香、牛黄的珍贵，国药片仔癀里面也有这两味药材。

金世元：牛黄，麝香，蛇胆，田七——这是片仔癀公布的处方中的四味药。

片仔癀是南方的，北方知道这药的人可能不多。片仔癀这个药很神奇，神奇在哪里呢？它原来是治疗跌打损伤什么的，主要功能是清热解毒，消肿止痛；更主要的是治疗急性热病。所谓急性热病，就包括了现代医学里面的很多急性传染病，这些病都是以热为主，都是发烧，片仔癀的药疗效非常好。

什么叫急性传染病啊？你比如说，流感、麻疹、非典，都是急性传染病；感染性的比如，疮疡、肿毒，外伤感染，癀，就代表传染病，当时的老百姓啊，应用这个药，一片就好，所以就叫片仔癀。

片仔癀处方在国家中药保护品种上，是一级绝密，处方不公开，工艺不公开，但是，我们仅从这四种药上，来衡量片仔癀的功能主治，是有一定道理的，这是他主要的东西，首先是什么叫名贵稀有？稀有就是这个东西资源少，难以寻觅；名贵，不是单纯代表价钱，也代表药的品质与疗效。

这牛黄是苦凉之物，不是苦寒，不同于中药清热泻火的黄连、黄柏、黄芩。

田　原：寒则泻下，凉为清火。这取自动物身上的药材，相比草木金石，始终多了几分温存和灵性，不那么峻利，难怪古代医家称动物药为"血肉有情之品"。

金世元：这牛黄不是清热泻火的，而是清心热、解毒的，中医讲辨证论治，你说的热，要给你分析，你是肺火？还是心火？还是肝火？他得有这个分析。你比如说一些重病，高烧不退，进一步又出现了神昏、谵语，是人的生命当中严重的症状，无论中西医都要重视这个症状，虽然牛黄退烧很有效，但它更妙处是在清心热、化痰、解毒，它所以能清热退烧解毒，就是有这个针对性的。

田　原：可见这牛黄解毒片也不是随便吃的。您这中医功夫扎实！

金世元：那可是。所以这片仔癀也得用真正的天然牛黄。也必须用天然牛黄，否则它也就不是片仔癀了。

这牛黄啊，形状大小都不同，大到栗子，小到黄豆，一般都跟栗子大小，有栗子形的，也有菱角形的，不是很坚硬，用手一捏它就碎。就说这牛的胆结石，它不是一天形成的，是很长时间形成的，它是一层一层的，是胆汁儿给它包裹起来的，所以，牛黄的截断面就是年轮形的，我们管它叫同心环形，很有讲究。所以说这牛黄呀，我可见多了，拿假牛黄您还甭蒙我，蒙不住。

田　原：某个层面上，牛黄治病，也是牛对人类的"肝胆相照"之情，这份"情"，是人工产品难以代替的。人工与天然的牛黄，疗效上能相差多少？

金世元：人工牛黄的作用还是很不错的，天然牛黄不是生在牛的胆里头吗，人工牛黄是人工采用胆汁，胆汁里不是有胆红素嘛，胆酸的一些成分嘛，就用这个合成，所以，它呢，是近似天然牛黄，还比不了天然牛黄的。

现在牛黄也不缺了，就是天然牛黄缺。现在应用的都是人工牛黄，天然牛黄哪儿有那么多啊？

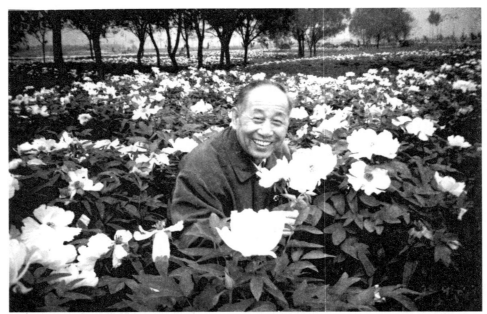

金世元参观亳州草药种植基地，与牡丹花合影。这些美丽花朵的根皮，就是人们熟悉的一味草药——丹皮，其功效最善利水、祛湿。

2. 麝香——用生命凝结的绝望之香

和王仲仪二首·麝香

游伏柏林下，食柏遂生香。
空知噬脐患，岂有周身防。
赤豹以尾死，猛虎以睛丧。
傥或益於用，捐躯死其常。

田　原：再谈谈麝香吧，现在很难见到这味真药了。

金世元：这麝香就更少了，只有我们国家有，独产麝香，青海西部的玉树地区，四川的昌都、甘孜、阿坝地区，还有青藏高原，但是太少了。

麝呢，是一个鹿科动物，俗语叫香獐子，和小鹿一样，很小，它主要生长、生活在青藏高原的那些悬崖峭壁上边，都在海拔 2500 米以上……

那个麝香又叫香脐子，在麝的阴茎前边的肚皮上有个香囊，鼓起包来，由于它本身是一种分泌物，在香囊里是液体状态，时间长了水分蒸发掉了，变成颗粒状态，也就成麝香了，大小跟小柿饼似的，不同产区，不同品种，形状也不同，这我见多了。

过去都是藏族人打麝，就是使枪打，这藏族同胞打下来小麝以后呢，连肚皮都拉下来，整个拿回去，拿回去以后，这麝香整个都是毛啊，是一个包啊，用剪子周围一剪，就剩一个圆的，像柿饼了，这个"柿饼"中间有个孔，那叫香孔。这个香囊啊，外面都是毛，颜色浅一点的，是灰棕色的，这麝香就包在香囊里边。

可这麝香啊，只有雄性麝有麝香，雌性没有麝香。那么高的地方，这藏族同胞他看得见吗？是看不清雌雄的。你想啊，这藏族同胞一瞧见这小麝，就用枪打下来了，一看，是母的，没有香，就不成了。

田　原：就给误杀了。麝的习惯是六七月份吃蛇、虫，到了寒冬香囊就填满了，入春后，肚脐内急痛，自己会用爪子把香剔出来，拉屎屎盖住，这样的香，比起杀取的麝取得的香还要珍贵，显然也更有活性。希望更多人了解，不要盲目猎杀小麝。

金世元：世界稀有动物保护组织啊，把麝列入一类保护，不允许猎打，咱们国家也有保护条例，不允许打麝。国家林业局，稀有动物保护司，归他们管。

　　现在再用麝香啊，只有动用国家的这点库存喽。资源太有限了。这麝香的特效呢，一是活血化瘀，消肿止痛；二是芳香开窍、苏醒神志。是正药，别的代替不了。所以就这点库存还是国家来分配的。分配呐，也不是每家都分的，同仁堂啊，片仔癀啊，就只有三四家，指定药厂，指定品种，不能作别的用。

　　田　原：您也参与国家对天然麝香的分配。

　　金世元：我参加分配，国家林业局请我当专家呀，您看分配给哪家制药厂，分配多少，分配哪些品种？所以我得保密呀，其他的我就不能说了，是要为国家保密的。所以我到片仔癀的厂家，一看他的麝香啊，我就问他：你们还生产什么品种？拿出来让我瞧瞧？回答是：除了片仔癀，一个用麝香的品种都没有了。（笑）

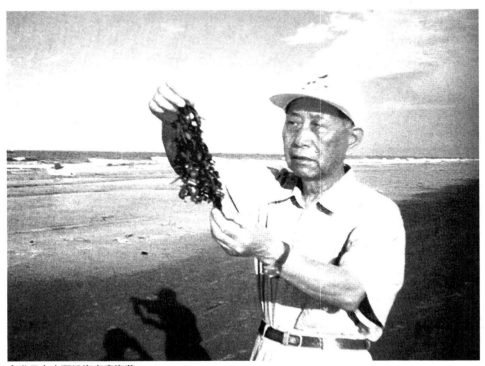

金世元在广西沿海考察海藻

3. 田七——"田大夫"的传奇秘方

话说古时，有一个名为张二的青年，患了一种疾病，口鼻出血不止，多方医治无效。

某日，正出血之时，一田姓大夫路经此处，取一植物根茎，磨粉与张二服下，不大功夫，血竟止住。张二一家感激非常，求大夫留下此植物的种子。翌年，草药长势茂盛。恰逢一知府独女亦患出血症，无医可治，贴出告示：可医千金病者，招其为婿。

张二闻知，大喜，带草药根茎到知府宅邸请愿，将根茎磨粉与小姐服下。不出一个时辰，小姐猝死。知府大怒，严刑拷打，逼张二道出田大夫姓名，捉来一并处以死罪。临刑之日，田大夫告于知府："此草药虽对血症有效，但须长满三至七年。张二所种之草药，仅一年之龄，药性微弱，如何救得了小姐？"说罢，自刽子手处夺过大刀，划伤大腿，鲜血溢流。田大夫取出随身药粉，内服外敷，不消片刻，血止痂结，见者俱惊，田大夫也因此留下性命。此后，药草被命名"三七"，意指必须长足 3～7 年，方有效用。又因此药为田大夫所传，故一些地方也称为"田七"。

田　原：谈完了两味稀有的动物药，您再给说说植物药——田七。据学者考证，这是一种起源于 2.5 亿年前的第三纪古热带的"长寿"植物。

金世元：田七就是三七，多栽培在海拔 1600～1800 米的高山上。民国《马关县志》杂类之五更记载着："三七者，必种后三年始成药，七年乃完气。"就是说它从播种到收获要 3 年以上的时间。分布范围很少，主要出在云南的文山州和广西百色地区，田阳等地。大家都知道田七是活血止疼的，其实它还有显著的止血、补血功能等等……《本草纲目》里称之为"金不换"呀。它这四味药，我给你说了三种了，蛇胆我就不说了，大家比较熟知的一味动物药，"一两蛇胆一两黄金"啊。

田　原：听您讲药，真是传神。对中草药的亲近、信任，已经融于中国人的骨血，可是现在一些中药材，似乎被商品化了，比如很多日用品，都会介绍说加入了中药的成分，像是三七啊、蛇胆啊、金银花啊……

金世元：单纯说这药性，三七止血没说错，金银花是解毒的，也没说错，但是这具体搁多少，起不起作用？那我不敢说了，比方说这花露水里搁金银花，那蚊虫叮咬不是痒痒吗，那就是毒啊，金银花是清热解毒的没错，当然具体你搁多少，我不知道呀。

田　原：中药有没有效，有多大疗效？还在于一个剂量是否恰当。

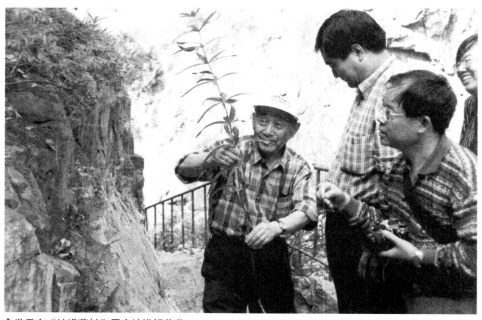

金世元在"地道药材"原产地讲解草药

4. 附子——与"阳"共升

田　原：您是非物质文化遗产——"中药炮制技术"的代表性继承人。像很多非遗项目一样，"炮制"这个词对大众来说，是"熟悉的陌生"。您给普及一下，"炮制"对药性来说，重要到什么程度？

金世元：炮制，第一，就是降低药物的毒性和副作用；第二，引药归经；第三，增强疗效；第四，便于调剂制剂；第五，除去异味，便于服用……

有毒的像附子、巴豆、生南星、生半夏、砒霜、水银，无疑就是有毒的，历史有记载，今天也有规定，国家公安部和卫生部规定，48种是剧毒的，管它叫"有毒药"。

中药这么多品种，有有毒的，有无毒的。那《神农本草经》360种，其中120种为君，无毒，可久服、多服不伤人。说副作用，你吃大黄吃多了还拉肚子呢。

这个毒副作用，中医是这么看，这药有毒就用的是这毒；这药有偏性，也就是副作用，就用这副作用。

此"以毒攻毒"非西医之"以毒攻毒"。它是治病的。是使用药物的偏性来纠正人体的偏性。

你比如说附子这个东西，它是温热药里最厉害的，什么意思呢？就和考试一样，所有的温热药里它是第一名，它的力量最大。大到什么程度？大到可以把死人救活。

这个有理论依据，也被临床验证过。因为附子这味药是至阳的药，而它又是大毒的药，这是它的偏性。人从生到死也是一种偏，这很好理解。所以附子它救人就是靠这偏性，把将死的人从鬼门关那里给拉回来，就好像小孩玩跷跷板，一边太重了，坐了一个大胖子，另一边就也要重，把他给带下来，恢复平衡。

田　原：古代医家大赞附子能"回阳救逆"，但是有一个前提，就是"炮制不省人工"、"辨证细致入微"，这两样可是一个都不敢少（笑）。附子这种大阳之力，和它的产地有很大关系，您跟我们说说，它生长的地方，是怎样一种物候环境呢？

金世元：附子产于四川江油，只有这里产的附子才地道。这个地方位于西南四川盆地，水热条件非常好，用中医的理论解释，就是它这里土厚，而土能藏火，也就是把阳气都聚在附子里面了。

再说附子的生长特点。附子冬至移苗，夏至收成。

冬至到夏至是什么概念？冬至到夏至这个时间里面，阳气渐长，阴气渐消。

田　原：一年的冬至，相当于一天的子时，是一阳初生的时候，而夏至，既是阳气在地面上最旺盛的时候，也意味着阳气准备要开始降沉，经过秋天，重新被收入地下了。附子的生长过程就像太阳，从初露光芒，冉冉上升，一直到骄阳饱满，人聪明啊，就在这个时候收成。

金世元：天气越来越热了嘛，人体也好，植物也好，都处于一个生命活动越来越活跃的阶段，体现了"以火立极"、"以火消阴"这么一种思想。所以附子的种收符合这样一种生命规律。

附子的产地，独特的是它的"地"，附子的种收规律是它的"道"，这就是地道药材的"地道"。

田　原：很多时候，人们对"地道药材"知其然，不知其所以然，听您这样来解读"地道药材"，就豁然开朗了。世间万物总归逃不脱天道啊！

金世元：说到附子，我又想到一个，这个你们一定感兴趣，就是附子的炮制过程中用到的一个东西，很有意思。

你知道四川有个叫自贡的地方，这个地方它因为两个事情很有名，一个是它那里出产恐龙化石，一个是出产井盐，自贡的别名就叫"盐都"。

井盐是什么？就是从地底下打出盐水来，然后用锅来熬制，熬到最后剩下两种东西，一个是盐巴，另外一个叫胆巴。盐是属阳的，胆巴是属阴的。

咱们吃的豆腐分为石膏豆腐和卤水豆腐，这卤水豆腐就是用胆巴来点的，把胆巴水往豆浆里面一放，它就成形了，就不再是豆浆了，成了豆腐。用中医理论来解释，这里面是什么原因？《内经》上写："阳化气，阴成形。"

胆巴是阴性的，所以它能让豆浆成形。

田　原：难怪民间有句俗语，"一物降一物，卤水点豆腐"。世间有阳力猛烈的附子，就有阴性的胆巴来制衡它，太有意思了！自然的智慧真是奥妙无穷。

金世元：我们经常吃豆腐，但想不到这里去。古人能想到这些，我们现在的人能想到这个吗？我不相信。

我们有一部分药既是食品又是药品，所以有一个东西叫中药保健食品，卫生部有文件，原来是 81 种，后来又下文增加到 114 种，就是可用于食用的药品，一直不断地在增加。

5. 药王的养生经

田　原：金老，您身体硬朗，声音洪亮，好多人想知道您是怎么保养的？

金世元：我也没有养生之道，我总结一下经验，第一就是心态，不能说与世无争吧，就俩字儿吧，名和利，不要那么太重视。我记着《名贤集》上有那么一句话"义断亲疏只为钱"。义气断了，亲戚疏远了，都是因为钱。所以说要把这个看淡一点儿。人这一生啊，时间是有限的，你能够用的也极有限，弄那么一大堆东西，你吃不完喝不了给后代留麻烦，你把这个看淡一点儿啊，你的烦恼也就少多了。除去心理平衡以外，生活要规律，吃喝拉撒睡都要有规律。我每天9点半准睡，每天6点钟就出去遛弯儿。我遛弯儿还有个特点，太阳得出来，我自己编个操锻炼，特别是我得吸收点儿新鲜空气。吃什么，我不要求，家里弄什么我吃什么，但是每周至少两次，得给我点儿粗粮吃。这个有益处。

田　原：好，向您学习了。金老，听您讲中药的故事，很开悟，您真是国宝。

金世元：可别把我说的那么大，我也就是中专毕业，中药讲习所出来的嘛，您最好说我是学徒的，这多实在。我也给自己布置任务：开卷有益。自己再充实一点儿，还有很多我没看过的书，有很多我不知道的东西，那可不是差一点儿的事儿，所以我呀，还得继续努力不是？有那么一段时间，国家对老中医药专家，80岁以上的，给建立办公室，70岁以上的建立什么站，已经作古的给建立医案。现在80岁以上还健在的，给建立一个工作室，就是您活着也甭用去办公室上班，将来把您的东西展览在这儿，就跟药王爷似的（大笑）！起个传承的作用吧。

田　原：看来我想见您都得先预约了。（笑）

金世元：您这就不用约了，敲门就来了。（笑）好多人都知道我在写着书呢，可是，我的好多东西不是谈今论古啊，谈的话，我就要丢三落四。我要写呢，一点、一点地写，就能记起来。先前呢，老是说我写了著作13部，专著几部，编著几部，合编多少部，今天我总结了一下，都30部了，我自己都忘。年轻的时候，哪有时间写呀，都劳动了，现在老了都想不起来了，我发表的第一篇文章啊，是1963年，现在我是有时候就写写，睡一会儿觉，又想起了一个书，就是这样，现在想起来的有30部了。

田　原：可能30部都不止的，您想啊，都七十多年了。不过，看您今年比去年还年轻呢，是这些好事儿让您年轻，让您振奋啊。

药香伴着泥土香

人们常常由一件事物，回忆一个年代，将这段回忆写成文字，便会得到同年代无数人的共鸣，于是，一个人回忆，轻易漫漶成一代人的回忆，再将这些回忆揉碎、混合、分享。那种感觉，带着遥想的温馨，和一种不可名状的感叹。

你会发现，这些你从不相识，也一无所知的陌生人，由一条看不见的线，串连在一起，能够感知到彼此的愉悦、感动。这事物，可能是一部老电影，可能是一张旧唱片，也可能只是只字片语，甚至零砖碎瓦……

中医药，正是这样一件事物。她是如今健在的世纪老人们，缅怀过去的祭坛，是他们接续了上一代人的、回忆的片断，如同泛黄的老照片，如同出现断点的旧影片，我们明知道无论怎样保存、修复，无论科技怎样发达，丢失的那一部分，永远也没有办法得到弥补，即使影像依旧清晰，那"味儿"，却变了。

一般人一提起老北京的东西，往往会想到豆汁儿焦圈，灰瓦白鸽，柳树底下大蒲扇，胡同里面小门墩。这大蒲扇一上一下，慢慢悠悠，扇出来的是老北京人的内在自信和悠闲，小门墩左右开弓，敦敦实实，每天夕阳斜照，鸽哨满天，小门墩拉长了身影，拉出来的是斑驳的故事和回忆。

而对于真正的老北京人，怕还会回忆起早年打西直门进城的驼铃声，一串串丁丁当当，带来塞外的特产：皮货、传奇和苍凉的西风。

前门大街上一溜的店铺幌子，摇晃着老字号们的盛衰聚散，还有那经过门前的各式各样的吆喝，天桥人群里没完没了的相声和空翻，乃至老城墙背脊上的荒草萧瑟，在夕阳地下，睡龙一样，勾勒出数个王朝的背影……

还缺了点"京味儿"？

要真咂摸出这味儿，若是不嚼不嗅，不动用所有的感官，恐怕不成。而要找到真正老北京的味道，也不需要思考，只要动动鼻子、动动嘴就行了。

闻到那气味了吗？

在记忆和想象中，在老北京任何一家药店里，巨大的药柜占满一面墙。

由于放在那里的时间太久，原本亮堂堂的红已经沉淀成黑红色，但只要手一贴上去，温温润润，如同一整块的美玉，再把鼻子凑上去，除了沉甸甸的木头气味，还有那一层又一层的药香，这香味儿沁心，挥之不去。

那几百个老红的木头斗子里好像装满了各种咒语，只要一打开，它们就会扑棱棱地满世界飞。而斗子在抽拉摩擦之间的声音，仿佛一把拉开了嗓子的二胡。

称药的戥子，更如同祭祀用的神器，虽然是铜铸的，但金光闪闪，映出一道又一道被拉长的光和影，像个镜子，照出世间百态。恍惚中，年轻的药工们若有所思地穿梭于药柜之间，抓药、称药、包药，全程如同神圣的仪式，不禁想去问问，药包里，究竟包藏着多少秘密……

这些属于过去的缠绵和滋味儿，这些充塞着回忆的浓厚气味不仅仅属于老北京，也属于华夏大地上的大小城镇。这样庞大的国家、古老的族群，就在氤氲于空气中的奇特香气里，跋涉了几千年的光阴，如那东去的大江，任着时空变幻，一片浩荡，缓缓流淌。

这香气，从神农开始传递，缠绕着昆仑太行，蜿蜒过黄河长江，覆盖了五岳的豪迈和江南平原的缠绵，一代人又一代人，跨越了久远的世代、堆叠的记忆和不朽的传说，终于弥漫成一片浸入国人骨髓和血液的气脉，流动成高铭于我们头顶的，不可磨灭的印记。这便是属于我们古老中国的扑鼻药香。

正是依靠这印记、这香气，我们才永远有根可循。

中医中药既是深奥的学问也是博大的文化。

不说别的，就这些药材、店铺、行话、规矩，哪个背后没有几天几夜都说不完的典故和传奇？小如一个药包的包法都讲究，都是文化。

然而，如同现在的烧饼之于汉堡，京剧之于韩剧，旗袍之于洋装……中国的传统物事，似乎都式微了，或者用时髦的话说，中国传统文化正处于低潮期，中医药文化正处于低潮期。从清末到现代，这一低潮，就低了快一百年。

令人稍感欣慰的是，随着当下的国学热、私塾热、传统节日热，甚至"80后"一代的汉服热，我们可以试着乐观一点地判断，中国人，回忆起老祖宗留给我们的那些个老物件和老理儿，似乎开始找回自信，忽然明白了一些道理——好像只有在这些在所谓现代化的快车道上"疾走"的我们，丢光扔净的"包袱"上，才能捣腾出一些真正"中国人的东西"。

如果中药的物理载体（药材、斗子、店面等等）算是老物件，炮制过程、方剂、君臣佐使乃至学徒制，就是那些"老理儿"。

而像金世元这样的地道中药老人，不打一点折扣地和这些老物件和老理儿打了一辈子的交道，他的精神、阅历，以及对中国传统文化和中药文化的忠诚与热爱，理所当然地，成为"中药炮制技术"的传承载体。

作为"非物质文化遗产–中药炮制"代表性继承人的金老，通过他的著说，

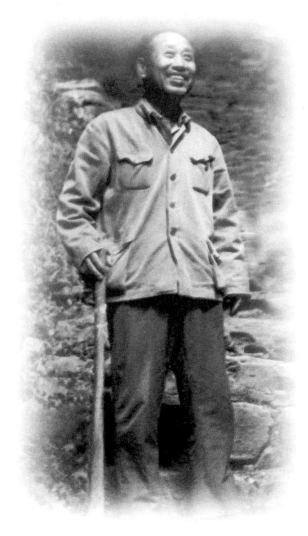

使得"遗产"不是被高高供起，而是在他那口地道京腔儿，广为普及和流传，不致使现在人，忘记了中药之美，中医文化之美。

看了几张金老过去的照片，全是他在全国各地采药时留下来的。

其中，这最后一张最有意思：照片摄于20世纪70年代，你看，在这张已经泛黄的照片上，已经不算年轻的金世元手拄爬山的拐杖，憨厚地笑着，而且双眼还很有时代特色地眺望着远方。照片是黑白的，我们却完全可以想象出那无边的绿色百草，在他的目光里散发着怎样的魅力？"只在此山中，云深不知处"。

金老自称不是高学历的人，我说这不妨碍您获得"中华药王"的美誉。

于是，我又看到了金老谦逊的笑容。

金老讲了那么多过去的故事、中药的传奇，真感觉中药这本大书里面全是故事，好玩耐看，心想，这些掌故和知识可都是宝贝啊，哪能说扔就给扔了不是？又想，如果有些年轻人看过这篇访谈之后，被金老的坚持感动，被中药的魅力吸引，产生了好奇心而想去了解更多的关于中药的事情，那么，我所做的事情就值了。

就像金老讲的关于麝的故事一样，正是因为好奇心的存在，在一只麝倒下的那块岩石上，马上会有新的麝站上来，继续向前方的未知昂首张望。

大美中医

梁冬 对话 油麻菜

时　　间：2012 年 8 月

地　　点：北京隆福寺东宫剧场

主持人：梁冬（著名主持人，中医文化传播人）

主讲人：黄剑（网名"油麻菜"，中医文化传播人）

嘉　　宾：徐文兵（中医文化学者，北京厚朴中医堂堂主）

1. 梁冬的开场白

梁　　冬：在一个周末的下午，我们在这里分享和生命有关的话题。

很多年以前，我就梦想能有这么一天。我想做一个游行的人。我跟太太说：有一天，如果你发现我走了，把家里的存折也拿走了，你不要找我，我要云游去。然后，我就看她的表情。她漠然说：我依然会待在家里煮饭。为什么？她说：因为你的身份证在我这里。

（众人笑）

于是我就暗下心机，终于有一天，我把银行卡和身份证都揣进兜里，于是我就开始了一段云游的生活。我先到灵石的李可老师家中。那个时候的李老，仍然能感觉到中医的压力，总是告诉我说现在做中医不容易。我看他已经是一个如此伟大的大医了，仍然饱受着种种不公的待遇。一段时间的云游后，我回到北京，碰到郭生白老先生。郭老先生也是一个很可爱的人，他跟我说，他20岁的时候在北京后海上班，中南海后面，但是他住在前门。每天早上，他会骑着自行车穿过天安门。他说，那个时候的天安门是一座森林。

我当时就觉得，那是什么样的一个朝代？那儿曾经是一个什么样的空间感？

他告诉我说，曾经的那些中医，都是很多有各种各样的爱好和梦想的人，他们也很快乐。但是不知道为什么，后来慢慢慢慢地，这些中医都不快乐了。

然后，我又去到了南怀瑾老师那里。看到南老，我突然眼前一亮，因为南老的状态跟我见过的所有民间中医都不一样！他很有名，有很多他的粉丝……我站在南老他们院前，诶，我为什么哭了？后来我从地图上看，我站在南老他的那个草坪，是一个巨大的太极图。那个太极图有多大呢？大概有好几平方公里那么大，我正好站在太极图的阳鱼的那个点上。所以那个能量一下子就起来了。

其实一个人应该像南老一样，有一个很大的院子，有很多的弟子，当然也要有点钱。他不需要钱，他要修一条铁路，就有人帮他修这条铁路。

……我以前梦想自己做一个医生，后来这个梦想改变了，我说，我要帮助所有的医生成为很成功的人。于是我就准备做电台节目。最初是徐文兵老师，我不知道徐老师是一个很好的医生，我甚至不知道他可以讲《黄帝内经》。就是中央人民广播电台，说给你一个时段，你去讲好了，随便你讲什么。我就请徐老师，那个时候设备非常简陋，拿两只话筒，那话筒"砰砰砰"有很大的声音。然后，就开始录一个很著名的节目，叫"黄帝内经"。当时就是敢做，做着做着就发现，嘿，这么一个没有任何投入的节目，居然开始有回应了！大家都很高兴。

有一次录完节目，夜晚出去的时候，我说我后面还要录一些别的东西，徐老师您先走。徐老师就走了。过了两个小时，徐老师在那边流着鼻涕告诉我说："梁冬你知道吗，我在路上打了一个小时的车，打不到！然后到一个地下室吃了一碗面，继续往前走……"当时我就觉得，怎么可以让一个老师给我录完节目，还要拖着冰棍一样的鼻涕，从复兴门一直走到天安门，好不容易坐公交车回家了？

我觉得很对不起他。怎么办呢？就想给他买个车吧！其实我是有车的，那天正好碰到限行，万恶的限行啊！（笑）我就想去买个车，这时候一辆车呼地一下从我身边开过去，这车长得很好看，我说就买这个车，专门接送徐老师！

结果三天之后，这个车的公司打电话给我，说他们在中国想找一个新闻发布会的代言人，想请我来做，送一部那个车给我。

我说真的是这个车吗？他说真的。我那个时候突然就觉得：你一个念头，如果不是为自己，会有多大的能量！

（鼓掌）

谢谢！

然后，在做"国学堂"（旅游卫视专栏节目——编者注）的过程当中，有一天，来了一个人，就是这个叫黄剑的人，风尘仆仆地来了。他说他想拍一个民间中医的纪录片。我说，那你就去行走吧。但黄剑总想拉着我去行走。我老婆最担心的，是我跟一个女编导一起走，但是后来说，和黄剑这样的男编导行走，更担心！

（众人笑）

我就努力在北京这个地方做"国学堂"电视节目，然后开医馆，然后做正安生命资产管理学院，这个地方就是我做的……

（放视频，画面是一个院子）

五四大街 42 号。我在五四大街找到了一个院子，开始做正安中医的时候，每天我经过五四大街，我就在想：就在这个地方，"五四运动"的时候，曾经有一群热血青年，他们以爱国的名义走出了中国传统文化：但我觉得这个世界是均衡的，你要从这里走出去，一定要从这里走回来！所以我想象，就是要在五四大街做这样一个中医和传统文化的事情。同时呢，我也在做正安生命资产管理学院，由一个团队做这个事情，从一个人开始做，到今天我走进来的时候，乌泱乌泱地看见十几个同事，我感到很害怕：你能够养活他们吗？他们怎么活？十几个同事啊！但是他们居然生生就是把这件事情做起来了！一天能够有五个班，在不同的地方开讲中医，在国子监有自己的教室……

长期以来，一直有一个声音，每隔几天，就会把我的电话吵醒，就是那个叫黄剑的人。这个人居然一不小心扎入了中国的中医江湖！以前他碰见我的时候，连五行是什么都不知道，结果过了两天他告诉我，他在辟谷，过了两天告诉我，他在站桩，过了两天告诉我他在学针灸，过了两天他又告诉我，他发现一个民间中医如何如何厉害……3 年多的时间，就凭着自己的一杆枪，满世界地寻找，居然用电视画面，把这个江湖串连起来，找到了诸多诸多有识有趣的人！

今天呢，我就邀请黄剑这个人，和大家来分享他所看到的一切。

欢迎黄剑！

（掌声）

2. 黄剑，从上天入海，到拍摄中医

黄　剑：谢谢大家，我是黄剑，"油麻菜"。

梁　冬：黄剑啊，拍中医纪录片，在此之前，你是一个做什么的人？

黄　剑：稍等一下，我准备一下这个电脑……这就是我以前做的……

（放画面）

梁　冬：为什么由这张照片开始你的故事呢？

黄　剑：其实在这之前，我都是做一些让自己双脚离开地面的运动，我觉得这个特别爽，能够上天，能够下海，这个是在给央视《动物世界》拍青海湖的时候……后来还乘着热气球沿着新疆南部飞了一圈。有一阵子，突然觉得廊桥非常美，可能是受了《廊桥遗梦》的影响。有一天我又突发奇想，和伙伴们造了一艘船。有一阵子，又开着汽车绕着喜马拉雅山走了一圈，新疆、西藏、巴基斯坦、印度、尼泊尔再兜回来。总之，一直是一个在赶路的人……

梁　冬：这个画面？这艘船是谁的？

黄　剑：这是我和几个伙伴一起造的，这艘船的名字还是我取的，叫"太平公主号"，它一直开到了美洲。

梁　冬：是你的船啊？！

黄　剑：不敢这么说了。造船的这个法人注册表还在我们家。

梁　冬：真的？那这艘船现在在哪里啊？

黄　剑：现在在海底……

（全场笑）

它从美洲航行回来，离台湾只剩下 26 海里的时候，与一艘货船撞上了。所以有人就笑话我说：你做的事情是不是都是快结束的事情？比如像中医？后来我就来拍中医。

梁　冬：你每次来的时候，总要带走些什么，来我们电台，节目就被腰斩。（笑）

黄　剑：我还参加过一个疯狂的运动，叫"沃尔沃环球帆船赛"，我混到队伍里面去，跟着这个团队一起绕着地球走了十个月，跑了十几个国家。这就是我在此之前一直在做的事情。

梁　冬：就是说，你以前一直在追求"更高、更强、更快"？死得更快？

最近我有一个思考，就是甄别性的问题。以前我们认为，这个东西是中医的，那个东西是西方的。其实如果你经过一段时间再回头看，刚刚黄剑在后台告诉我说，在那样的帆船上，去操纵这个风帆的人，他也是一种对生命的追求，他也是一种生命的禅定的状态，只不过是在数目上的禅定。

黄　剑：就在我拍这个航海的过程中间，我父亲得了肝癌，所以这期间每到一个站点我就要赶回家，陪他一阵子。到了欧洲站，他的身体已经不行了，一直在做化疗，做各种各样的治疗，最后快不行了，西医说你试试中医吧，也有人用中医治好的。所以后期也做了一些中医治疗，但到最后还是走了。所以我也就在帆船赛的最后阶段终止比赛了。

父亲走了两个月以后，有一天，我跟家里人聊到这件事情，说拍拍中医吧！你做纪录片的，去看看中医到底是怎么回事？至少我父亲在西医这条路上走得太艰苦了！所以我就开始了我的寻访中医之旅。

最初我只想拍一个中医，觉得看一个大家就可以了。但是想做电视还需要复杂一点的题目，或者比较高深一点的题目，就想做做经络吧！经络好像是一个很神奇的东西，所有人都讲不清楚的东西。我很想去把它拍出来搞清楚。所以我开头想做一个节目叫做《经络传奇》。后来一个朋友，他说你不要拍一个中医，你多拍几个，我认识的人多，他说我认识梁冬……然后就见到了梁冬。梁冬是我的偶像，因为我刚开始学中医的启蒙教材，就是他跟徐文兵老师做的那个《黄帝内经》，我在开车的时候不停地听，不停地听，然后我觉得好像能懂得一点点东西了。见到梁冬之后，他说了一堆的理论，什么玄的理论，打坐啊全身会颤抖之类，我听了就觉得好厉害！（笑）

我希望有一天，我能跟梁冬一样了解中医的时候，我就可以进入这个门了。

梁　冬：每一个学医的人，都要经过这样一个半疯的"伪中医"状态，然后才能进入中医本质状态，继续往上晋级。（笑）

黄　剑：当时我也不知道要从哪里开始拍中医。后来认识了庄医生，他是福建的，离我们不太远，我给庄医生打了个电话，说我想拍中医。他说你是学中医的吗？我说不是。那你对中医了解多少呢？

我想了半天说：我妈小时候上山采过药……他说那你怎么拍中医啊？你根本不了解。

还说梁冬吧，那时在我看来高得不得了！他在北广找了一群小孩子，给他们大讲五行。

梁　冬：（笑）太无耻了，两年之前就够无耻的……

黄　剑：因为我当时还没有听懂什么是五行，我发现学生们都在提问……

梁　冬：不过，我在那个2008的时候曾经成功地预言，北京三环以内的房价，最高会到8万，当时那个房价才2万块钱。他们都不相信……

黄　剑：认识了梁冬以后，我说拍拍你那个国学堂吧，"重新发现中医太美"，我看那些出租车司机都在听这个节目呢。录这个节目途中，梁冬开车过来接我，突然背后有一个人说：你是谁啊？伸过来一只很温暖的手，是徐文兵老师。他们去录节目啊，穿得都很寒碜的……徐老师很后悔，录最后一期节目没有穿漂亮的衣服。（笑）

那天，听他们两个在车上乱七八糟地说了很多，我说你们做节目也得备个课啊！一个人揣着个小册子，录的时候摊开来，就可以说话了。

徐老师就说：我准备了二十几年了，还准备什么呀？

3. 徐文兵，中医"高富帅"

梁　冬：现在，大家都知道徐文兵老师名满天下，但是想不到当年，徐老师一个人在地下室里、坐着冷板凳、暖气都没有、读《黄帝内经》的时候那种"自我高潮感"。我常常觉得，现在人每天刷微博的时候，你的快乐是借别人的关系带来的，你的郁闷也是在和别人的关系里面来的，而中国那么多人，之所以在那么郁闷的时候没有自杀，没有出逃，是因为他还有一个和自己"玩"的能力。

今天我接触到的所有伟大的中医从业者，中国文化从业者，都经历过一段像蚕宝宝一样，在那个蚕蛹里面的那三年，可能在别人看来他就是一个在地下室里的人，甚至可以用流行的话说就是一个"屌丝"，但是谁知道每一个"屌丝"心中，都有一个那种"高富帅"的伟大的中医梦想呢？（掌声）

——他的那种对中医文化理解的"高"，他觉得中国文化的那种"富"，他觉得在那一刹那间他自己的"帅"！

（掌声）

——所以我的感觉，每一个学中医的人，自己读古书的时候，拿自己身体实验的时候，他真的觉得他是一个充实的人，一个快乐的人。这种快乐，其实是一种必然经历的快乐。

黄　　剑：是啊，我还听说，徐老师当时住在地下室里，一个人对着一个外交官，用英文讲《黄帝内经》，讲了四个月，五十块钱一节课……我想那是什么一种状态？

梁　　冬：徐老师今天也到场了。可以给大家分享一下吗？

（掌声）

徐文兵：先给大家问个好。本来我是看病，今天把下午门诊推了，为了参加这个活动。因为我们中医能有今天，确实离不开很多人的推动。

像我和梁冬做这个节目，确实是影响了很多人，而且这个影响力一直在持续发酵，到现在还有很多人在听这个节目。我跟大家说一下那天录像的时候啊，当时为什么穿成这样？因为之前跟老婆闹了点儿别扭……

（全场笑）

一般我出门都是老婆给收拾得很精神，结果那天就邋邋遢遢出来，还被那个家伙（黄剑）给逮着了……这个节目，我现在有时候也听，听完上句我也接不上下句，然后下句——里面那个徐文兵说出来之后，我也觉得感动：哎呀，说得真好！

（全场笑）

为什么呢？就是说当人处在一个特殊状态的时候，可能那会儿，你的知识和智慧，就能被完全激发出来了。而梁冬这个人呢，就是最善于营造气氛、让这个说话的人高兴而且多说话的人。

梁　　冬：经常把自己感动的人。

（全场笑）

徐文兵：梁冬有时候会问一些很奇怪的、或者以前重复过很多次的问题。其实不是梁冬傻，他是在站在大众的立场上，把自己的姿态放低，然后提出这样的问题来解决。所以我做过这么多节目，大家也能看出来，我跟梁冬是最搭的。他也搭别人，而且搭别人呢，他那气氛经常把别人压倒，他压不倒我。

（全场笑）

今天我就不多说了。感谢梁冬能为中医做出这么多的事情，也感谢油麻菜这么多年来辛苦的奔波。我觉得他是一个求道和修道的人，他的摄影是我见过的照片里面最传神的。以前我认为是相机好，现在看来是人好，他能抓住人的神。而且他做的事情没有名没有利，他在单位里拿着这点儿工资，出来很辛苦，每次到北京看我，都是拣最便宜的地方住，青年旅馆，很简单的一个小屋子里面。所以我对黄剑充满了尊敬。我始终认为，人应该是有神的，就是他刚刚说的那种心念，你有这种神，然后再配上气，就能有接收事物的本质。可是我们现在人大多是一坨东西在那儿，里面什么都没有。

所以大家在自己神弱气弱的时候，多跟这些有神有气的人一块儿混，慢慢自己的神气就能起来。谢谢大家！

（掌声）

4. 一个好中医，必定有个天真的状态

黄　剑：我先认识梁冬，梁冬又牵出来好几根线，徐老师、萧老师、郭生白老师，郭老先生那天见我的时候，金色的阳光洒在他的身上，满脸的坚定，像个拳击手一样的，非常有力量。让我很震动。

梁　冬：郭老去年过世了。我内心很难过。对于郭老的医术很多人有这样那样的看法，但我认为他是一个很可爱的老先生，我在很多问题解决不了的时候，都会向他请教。

郭老曾经跟我讲过一个故事，他年轻的时候，有拜把子的九个兄弟，他排行老六。老五早逝了，大家就讨论：五嫂怎么办？说干脆老六接了吧，郭老也答应了，说如果嫂子答应了就可以。结果人家嫂子挺高兴的，就说那好吧。结果呢，郭老那天晚上想来想去，觉得不妥，就说：嫂子啊，我不能对不起哥。这样吧，这辈子我有饭吃，你也有饭吃。说完之后，嫂子就哭了。郭老就出去了。第二天早上，这位嫂子悬梁自尽了。

郭老讲这个故事的时候，满含泪水啊！他说，在那一刹那间，他认认真真地问了自己，当时为什么要拒绝嫂子？还是因为怕被别人说。其实嫂子是喜欢他的，也认同他，他也喜欢嫂子。但就是怕被别人认为，哦，你拜把兄弟尸骨未寒，你现在就要怎么样。他说，这个事情充分地说明，一个人活在别人的口中，最终他要为此付出代价。

那天，我在郭老那里待了很久，我在想，到底中医是一群什么人啊？到底是什么样的一种人生态度在支撑他们？后来我有了个大致的观念，我认为，但凡一个好中医，他一定都是活在一个天真的状态当中，他懂得生命，尊重生命。

（播放武夷山的一段视频）

梁　冬：这个地方是在哪里？

黄　剑：这是在武夷山搞的一个三教泰斗的聚会，道教协会的会长、佛教协会的会长，还有儒家的汤一介先生。当时我对中医的理解还非常有限，我一直听说那些道士，大胡子的那些人，都很会治病，我不知道那些是不是医生，但他们传说谁谁谁都治好过什么大病，也让我心里存着很大的好奇。

梁　冬：这位是？

黄　剑：任法融道长，是道家协会的会长。

梁　冬：这是你拍的照片吗？我觉得像油画，它的那种层次感。以前我们说看一个人要看他的精气神，平时我们不觉得，因为我们现在看到的个个都是灰头土脸的，看不出来，但是你真的看到了有精气神的人你就知道，原来真的是可以透过望闻问切，看到一个人的精气神。

黄　剑：再后来，有一个叫"火柴棒"的医生周尔晋到了厦门，在做一个传播。他是家传的中医，家里有很多很多的医书，他在14岁的时候自己翻书给妈妈治好了病，就迷上了中医。但他的工作一直是做记者，退休了以后，他才真正进入

155

中医的圈子里面，然后就开始练习扎针。最多时候他在自己脸上扎了三四十针，把他老婆吓坏了……有一天，来了一个孕妇，他就不敢扎针了，他说我不是科班出来的，就用一根火柴棒、小棍子试一试吧。找了一个穴位，诶，真的有效果啊！从此就推广这个火柴棒了。用火柴棒来点穴治疗。

梁　冬：他有帮你点过吗？

黄　剑：点过。

梁　冬：有什么感觉吗？

黄　剑：我身体挺好，感觉就是比那个扎针要舒服多了，安全，棍子扎进去心里没有压力。

梁　冬：我觉得，他起码是我们的样板，就是说大部分人，这辈子不一定会成为一个医生，但是大部分人这一辈子可以通过自学，找各种方法，让自己的身体变得更健康。

5.陈岷：民间中医书，快被日本人收没了

黄　剑：因为我的专长是做纪录片，需要长时间地去跟踪一件事情，我也不想拿着话筒在那边采访完，然后这个节目就算完成了。我需要一个时间去沉淀，做纪录片要有时间的分量，要通过很多的时间积累，等待，故事的积累。

梁冬请我吃饭，梁冬每次都这样，我一说什么地方有好中医，他说走吧走吧我们就赶紧去吧！第二天给我打电话：唉！实在走不开啊！（笑）

那天梁冬说高兴了：明年开始我们的计划，每个月我跟你跑一个礼拜，可以吧？然后写：一、二月份我们上哪儿、见什么医生；三、四月份去见谁谁谁……写了一个单子下来；然后他太太说我口袋里正好也有张单子，合计一下。上面写的就是，你今天要买什么菜，牛肉多少斤，羊肉多少斤……

梁　冬：（笑）我就是个家庭妇女。

黄　剑：这个画面是梁冬《黄帝内经之中医太美》被毙掉之后……

梁　冬：真的很奇怪啊，我还没有宣布这个电台节目停掉不做的时候呢，突然电视台就来找我。每一件事情，你那个时候就觉得，诶，怎么这样就接上了？其实你把它放在一个更高的层面去俯视它的时候，你会发现它背后有一种有趣的次序在里面，这种隐秘的次序一直在管理着我们的每一个动作。

黄　剑：对，我现在拍中医也是这样，你是朝这个方向走，你根本不用担心节目，因为你在做一件很有意义的事，你会感到有无数双手托着你，拉着你，一直在支持你走。

后来上海的徐先生，又给我推荐了一个中医，说去看一看吧，他说我也不知道，别人说他很好的。我就去见他。诶，见了之后，我觉得我还没见过一个男人眼睛这么黑、这么亮！他叫陈岷，是一个中医文化的爱好者。他收藏了大量的古药品、药罐、书、古印章，包括道家、儒家的一些法器。他很早就想学中医，结果没有文凭，人家一直看不上他，然后他就假装病人的亲属，医生在那边看病，他就躲在边上，手心手背抄满了方子，然后坐着车回家了。就这样学习的一个人。后来有一天他就想，很多医生都会把他们的心得写在书本上，他就去旧书摊找一些古抄本，医生记录的本子。找的时候，他发现旁边竟然有一个日本人，日本人也在收这些书。他马上就警醒了，诶呀，我这个收书是要抓紧了，不然都被日本人收完了！所以他就开始很疯狂地收书。

这个陈岷，他去年才买了自己的房子。他所有的钱都投去收这些宝贝医书去了。

梁　冬：而且他出手极其豪迈，比如这本书5万块钱、10万块钱，他决不还价。后来他告诉我说，实际上，你不还价的时候，你就能真正收到很多好书。

黄　剑：我后来跟踪他去走访了很多地方，发现那些卖书给他的人根本不认识，但就是因为他这么大方，所以，所有人对他都是最客气，给最好的。

梁　冬：你都不能想象，一个上海的男人，在过去几年居然不买房？去买书？是吧，这是相当不容易的一件事。

黄　剑：我有一个书法老师，姓王，王老师突然间跟我说起，我也会一招：我爸爸以前教过我，鱼刺卡在喉咙以后，就拿一碗水，手做出一个三角的姿势，然后下面放两根筷子，十字形，然后指头画遍十二生肖"得得得得"画完以后晃两下，那水喝下去。

我说这有效果吗？他说屡试不爽。

梁　冬：是传说中的那种咒语吗？

黄　剑：箸骰（音译），我第一次听说这个箸骰的事情，我实在不相信，但他是我很好的一个老师，所以我当时一直等着喉咙被卡一下。

后来还跟着徐文兵老师一起去了黄帝陵。

梁　冬：对！在黄帝陵，就我和徐老师两个外地人跪在地上磕头，其他所有人走来走去晃来晃去。

黄　剑：后来又跟徐老师去了药王山，孙思邈像。现在看起来真是很亲切，好像刚刚……

梁　冬：你拍的这个画面……

黄　剑：这是古代的十大名医。然后，有很多当地的百姓自发来这里唱秦腔，赞美这个药王。然后我就听到徐文兵老师说了一句：一个医生根本不用立碑，你做一个好医生，老百姓心里都会记得你。

这位，是我寻访到福州的一个医生，叫林杰，当时有人跟我说，福州有一个很牛的人，说这个林医生啊非常用功，只要经过家门的高手，有一两手绝活的人，一定请进家门，好吃好喝地招待，只为学到一招。他拜了无数的师父。这是林医生在治痔疮。

梁　冬：林老师跟我讲过，这个痔疮呢，跟嘴上这个地方是全息对应的，但凡有痔疮的人翻开这个地方，有个白色的点点，你把那个东西揪掉之后呢，痔疮自己就好了。叫"下病上治，左病右治"。

那天我跟林老师在一起，约了很多人吃饭，很出名的若干男女吧，大家都在饭桌上，每个人露出上半身，林老师就看着这个男的，说你的前列腺有问题，你的膀胱有问题……我当时很诧异啊，我说林老师你怎么知道的呢？因为我看到那些人神情严肃，默默点头。他说有诸于内，必显于外。后来林老师就帮其中的一位先生，把他的背敲了三下。结果那人晚上给我打电话说，梁冬，你知道吗？我说什么啊？他说我坐在汽车的后背上，我突然发现我的头能碰到后面的椅子了！很多年都没有碰到了。就问这个人是个什么人？

后来就到处追寻这个林老师。这个林老师也很奇怪，他总是不在一个地方。

听说到上海的时候那人就跑到上海去找他，听说他在山东的时候就跑到山东去找他。今天呢，林老师来到了我们的现场！

（掌声）

林　杰：大家好，我是林杰，来自福州。

梁　冬：待会儿呢我们专门有一个环节，请林老师给大家敲一敲身上的开关。他第一次帮我开的时候是这样的，身上有几个开关，你按这个那里就不疼了，按那个这里就不疼了，诶，果然是这样！

黄　剑：我觉得林老师像是中医的魔术师。

6. 读了《辅行诀五脏用药法要》，不做军阀做医生

黄　剑：接着我就去河北，寻访《辅行诀五脏用药法要》，这个是张大昌的弟子范志良，他手上有一个抄本，1965 年的，学中医科班的人都比较了解，《伤寒论》的前身是《汤液经法》，《汤液经法》的前身是《辅行诀》。徐老师有一天拍拍脑子发现自己开窍的时候，就从《伤寒论》追到了《辅行诀》。

梁　冬：嗯，我在国学堂的时候，曾经采访过钱超尘老先生，他就专门跟我讲过这个《辅行诀五脏用药法要》的经历。说这本书啊，其实是上古时期传下来的一个东西，后来被放到了敦煌莫高窟里面。当时好多经典被法国人英国人等外国人偷运到外国去了，其中这本《辅行诀五脏用药法要》被当时一个军阀偷了出来，他看了这个书之后，就不做军阀做了医生，才把这本书保留了下来。结果在"文革"的时候被抄家，红卫兵们把那本书的原本剪成了鞋垫，因为它是绢布做的，就纳了鞋底了。

然后钱超尘教授他们呢，就去找当时的这几个人的学生，因为当年中国人学文化，不仅要拿一本书看，还要背书，把整个《辅行诀五脏用药法要》背下来，所以他当时采访了五个人，各自背一遍，然后对在一起，再校正。

现在我们都能买得到这本书。本来几乎已经是绝版了。

黄　剑：嗯，扁鹊石就在那个附近。当时觉得封建迷信，老太太给你唱几首歌挣一块钱，事实上它也有它的作用。

梁　冬：唱什么歌呢？

黄　剑：唱一些祝福你的歌啊，你会健康，你会快乐，梁冬你会帅的……

（全场笑）

但其实呢，这个也很有效。当时我问一个出家的大师：那么多信教的人，看到大菩萨就多捐一点，看到小菩萨就少捐一点，他们在信仰的地方出现了偏差，你们为什么不去纠正他？尤其是这件事发生在你面前的时候。

他说，其实是这样，你老觉得一块糖的中间是最甜的，总觉得要让他学到最精要的东西。事实上很多人他知道一些旁的，他就已经很幸福很开心了，你没有必要把所有我们知道最好的东西塞给他，让他接受，每个人接受的层面是不一样的。所以还是要包容，学会用一种宽容的眼睛去看它。

其实，我不太计较是不是宣传中医，我不做这种事，我只是一个记录者，各有各的好，各取所需，你觉得你能接受它你就接受它，你也没必要去怎么样。

7. 不懂中文的日本人，可以整本背诵《论语》

黄　剑：后来在厚朴学堂见到罗大伦老师，我是一直想去跟踪他拍摄他的，因为他跟我比较容易沟通，他也是做电视出来的。做电视做得太累，心脏病发作了，西医没治好，中药两包下去，差不多调过来了。然后就开始学中医。

当初为什么他要写那么多关于中医的书？他说他在大学读书的时候，发现大家全在玩游戏，全在谈恋爱，他说他要把过去古代的医生怎么学习、怎么做人、怎么治病的，给那些年轻的未来的医生们看一下，让他们知道自己的榜样应该是谁？

结果最后书写出来的，还是老百姓在看……

这个是张大昌《辅行诀五脏用药法要》，当时他的学生跟我说，他教《伤寒》的时候就是：打开第几页、第几行，什么东西记一下。所以相比之下，古代老一辈学医的人是非常非常用功的。

梁　冬：所以我一直觉得呀，一个人没有背过几千、几万字的东西，你是没有办法说话的。现在人说背几首唐诗就行了，唐诗五个字四句话，20个字。但是我就背一个《心经》两百来个字，把这两百来个字背下来之后你会发现，你有一种能和一个体系连接在一起的能力。

想想看，当年的人，他们是可以把整本《红楼梦》背下来的，有些人是整本《伤寒杂病论》、整本《黄帝内经》背下来的，这是一群什么样时代的人呐？现在我们以为有了互联网，以为有了百度，什么都可以依赖它，当我们依赖它的时候，其实我们就像浮士德一样，把我们的灵魂交属给了另外一个人，而我们变成了一个上传下载的机器，无非是 upload 和 download 而已，你不过是一个技术接收终端，你的灵魂却无处安放。

所以，我是觉得，不管科技如何发达，其实我们对自己、对小孩的教育，都一定要多背一些经典，大段大段的文字。我在一个节目里采访一位老师，他告诉我说，他碰到一个日本人，这个人不懂中文，但是居然可以用语音的方式把《论语》背下来！他都不认识中文的，就像有些中国人用梵语把《金刚经》那样念。他觉得很诧异，后来才知道，有很多日本人都能做到。人家不懂中文的情况下用音译的方式把一本《论语》背下来。

我觉得作为一个中国人，听到这件事情非常非常愧疚啊！

黄　剑：寻访中医三年多了，每天大家都觉得我像个医托一样。因为我每天电话基本上都是跟医生在交流，各种各样苦难的人都跟你说：求你啦，介绍个医生，求你啊！怎么办？

后来我觉得这个是不可能的事情，因为这个跟我"记录"这个工作是有冲突的。后来我就想了一个办法，我跟老师们商量，能不能去帮他们？就是说去帮助那些愿意去改变自己的人，用心的人。所以，像徐文兵老师等，他们就开了一个方子：只要能把《道德经》或《黄帝内经》上下篇等等背下来，就可以当预约的门票，就去徐文兵老师那里去看病。没问题。

梁　冬：是嘛？如果把《黄帝内经》背下来，那病肯定已经好了！（笑）

黄　剑：这就是刚刚的话题，人哪，只有自己能救自己。

8. 法国人发起的"针灸无国界"行动

梁　冬： 这个画面是陈岷，做的一件什么事情？

黄　剑： 陈岷当初其实是做中医收藏的，跟我想拍的中医还是有点差距的。我跟他也没有更多的沟通，有时候他会偶尔打个电话，说两句不搭边的话。那天，我在北京中医药大学采访脉诊的陈老师，他突然打电话过来，说突然间想起来给我打个电话，我说最近有什么好玩的事情？他一听来劲了：诶我最近从别人嘴里掏了一条虫出来！

真的！他也做一些调养身体的药，因为他有大量的古书，比如说古书里面就有写治胃癌的药啊等等等等。他有一天调了一种胃癌的药，然后有一个人来找他，说不出话，舌头下面有脓点，就把药粉洒在那儿。过一会儿那个病人跑过来：呃！出来了出来了！他说什么东西出来了？一条虫出来了！就是大概 4 厘米长，有点像钙化的，反正就很奇怪。

这个陈岷做中医收藏这一块，他每天念《金刚经》，念得滚瓜烂熟、声如洪雷。他说他们家的人其实都长得很丑，就是因为练经他才长得帅了。

（全场笑）

他最早念《金刚经》的时候，我看到他把那些掉下来一片书皮赶紧放到嘴里吃下去。

这是他收藏的一个神农像，跟他长得非常地像，很奇怪的。

梁　冬： 木头的吗？

黄　剑： 木头的。很奇妙的事情。

梁　冬： 我觉得，这个事情很有趣，如果他觉得他长得很像神农的话，他有一天也许真的会成为神农。那天我在"冬吴相对论"里面跟吴老师说过一个事儿，吴老师说他给儿子小时候看一本数学家的书，然后他就把那个数学家的出生年月日改了，改成跟他儿子同一天，后来他儿子就觉得自己数学成绩应该很好，结果后来真的很好，就考到北京四中还是人大附中了，总之是很好的学校。

所以啊，很多时候年轻人你给他一些积极的暗示，你觉得自己是谁，经过漫长的人生道路你可能真的成为谁了。

黄　剑： 我看过一个报道，就是说一个美国很著名的心理学家，他到一个学校里，人家说你帮我看看我们学校哪些人会是最优秀的人？他就点了几个；过了十年后再去看这些人，哇真的非常优秀！人家说老师你的眼睛真是太准了！老师说我是随便点的……

真的，他其实是一个咒语，一个祝福给了他。

梁　冬：真的。我们人生中有很多的咒语，比如说有句话叫做"三十而立"，是吧？我们长期受到这个咒语的恐吓，我在29岁的时候，觉得自己一事无成，很害怕。还有什么女人应该在多少岁多少岁把自己嫁掉，很害怕。

其实我告诉大家，过了这个时间就没事了。

（全场笑）

黄　剑：我在上海碰到一个人，从小在药房里长大，自己会做各种各样的膏药，胶囊啊……

梁　冬：各种非法制药。

黄　剑：啊，对对……老先生83岁了，每天一到晚上都学习，买了很多的书，来了年轻的学医的人，就把这些书送给他们。

梁　冬：黄剑啊，你看了这些老先生、这么多草根的尝试，可能真的很有效，但是你会不会担心，你觉得现在的社会，越来越法制化，正规化，这些东西会消失吗？

黄　剑：这些东西生生不息，不会消失。

梁　冬：真的吗？

黄　剑：对！只要有效果在，有古医书在，有病人在，中医永远都不会消失的。

梁　冬：这倒是很有趣的一个观点。以前有个李道长他说，中医如果治不了病的话，你把它作为非物质文化遗产它也会消失；它如果治得了病，黄赌毒都禁不了，中医怎么禁得了？

（全场笑，掌声）

黄　剑：后来我就跟那个上海应象中医他们一起做了一个活动，到最贫困的地方教大家针灸，不是给病人针灸，是给当地的医生指导。

有意思的是，他们告诉我，他们的教材是从法国来的，是一个法国的叫做"针灸无国界"的组织的教材，他们利用这些教材到各地去传播。

梁　　冬：我讲句不敬的话，可能不对哈，但是我很好奇，在我碰到的修行者里面，我觉得道士的身体会好一些，好像修佛的身体没有那么好，你注意到这个现象吗？

黄　　剑：对，我还专门问过医生，你治的道士多还是和尚多？这个人数的比例也是存在的，事实上道士的身体要好很多。因为修佛的，他们经常说身体是"臭皮囊"嘛，他们对身体的关注程度就不如……

梁　　冬：我问你这个问题，是需要很大的勇气的，你知道么？但是我们用一种坦诚的心态去面对这个事情呢，我们要看到这个事情……

黄　　剑：因为传统文化中，道家是讲双修的，不仅是在精神上，在身体上的要求是非常非常高的。

梁　　冬：而佛家可能认为皆空，身体只不过是皮囊。你怎么看待这个事情决定了这个事情的结果，世界观决定世界。但是我们很狭隘，我们不能这么揣度，对吧？

黄　　剑：后来，在慢慢的行走过程中间，我也慢慢地进入了道家这个圈子里面。

梁　　冬：我没有厚此薄彼，我完全是一个作为小学生的好奇。

黄　　剑：这个画面，是他们用这个教材，在给当地的僧人啊，当地的老百姓啊教方法……

9. 徐文兵：每一个汉字都是一个符

黄　　剑：后来我开始接触第一个道医，就是陈云鹤道长，他在四川。他的太素脉法是非常厉害的，随便一摸就告诉你，痔疮长在左边……

梁　　冬：痔疮不是都长在中间的吗？

黄　　剑：他原来是学武的，后来跟着老师开始学医。然后又跟着罗大伦老师去寻访徐叔微的故乡。

梁　　冬：徐叔微是？

黄　　剑：太湖边，这是他曾经住过的地方。徐叔微是罗大伦老师非常追随的一个偶像。

梁　　冬：你说古代啊，一个医生随随便便就住个四合院；一个卖烧饼的，武大郎，随随便便在市中心有两层小楼。中国今天，混到像徐老师这样的名医了，还住公寓。这不合理嘛！

黄　　剑：当时，罗大伦老师问附近卖杨梅的老百姓说："你们知道吗？你们这边有一个好医生，治病从来不收钱的！"

这是徐叔微的像，徐叔微的父母在一百天之内都双亡了，这对他有很大的影响，所以后来他给人看病从来不收钱，希望做一个好医生。我们到一些县博物馆，县史啊，去查这些古代医生的故事。那个年代原始的东西给改变了。

……认识的医生多了，我慢慢就发现，这些医生之间互相都不认识，没有互相喝喝茶交流交流啊，中医的圈子大家都挺闭塞的，挺有隔阂，之间的来往交流特别少。所以我后来就逮着罗大伦医生，到陈岷那边去看一看他的收藏，桃木剑，道家的法器，后面是唐代的孔雀石做的药壶啊……

梁　　冬：跟大家分享一个故事。有一天，江湖人士全部齐集徐文兵老师那里，这个时候，我的儿子应运而生，发烧，我说，徐老师那里一堆江湖豪杰摩拳擦掌，要帮梁小冬治人生第一次发高烧！我老婆说："别说那么多，先去西医院检查一下再说！"

（全场笑）

我说千万不要告诉别人，这个要是走漏消息，整个中医界都会说梁冬，你这个骗子！（笑）

然后就去了北京那个儿童医院，医生说："发烧还穿这么多？"我说这是捂汗，他们都说汗要发出来的嘛！"谁跟你说的？扒掉扒掉！"然后扒光，在他身上抹酒精。当时我困得要死，因为儿子已经发烧一晚上了，我就坐在角落的小板凳上睡着了，两个小时后，流着口水站起来问："在干嘛呢？"说还没退烧呢！我说别弄了，回自己诊所吧！

结果回去呢，找周淳大夫，一个方下去，喝了就好了。这才坚定了一个母亲最终使用中医给自己儿子治病的决心！

（全场掌声）

你们不知道我有多不容易！为了做今天这个节目，把家里这点事儿全搬出来了，今天晚上回家我就不妙……但是后来我就坚定了一定要看中医。我们达成了共识。

黄　剑：这是桃木剑……

梁　冬：我想问一下，这个桃木剑真的有效果么？

黄　剑：据说是很有效果的。

梁　冬：我觉得，我们有机会应该给陈岷的收藏做一个展览，有一次陈岷给我们演示《金刚经》，哇，整个现场人的膀胱都震动起来了。

……我觉得古代的那些医术啊都是很邪门的，你想想一本书它得记录多少奇形怪状的医案啊，本来这个能量就够邪门的了，再加上经过历史，有各种原因……所以如果一个医生收到一本古代的医书，你敢把它放在卧室里面吗？我就问过陈岷，陈岷说还是要有一些消毒的措施，否则的话就很麻烦。

黄　剑：这个小姑娘，才三四岁，就把罗大伦老师的书全部读完了。

梁　冬：而且不是她妈妈让她读的哦，是小朋友自己把这些书通读一遍。现在很多的教育，都说小孩子不应该学太多的字，而应该让他尽情地娱乐，这是因为西方人的观点是逻辑的，而中国人是象形的，所以中国人看字的方法，恰好是让小孩子很早时候就要学习更多的汉字，因为中国的汉字是象形。

我跟徐文兵老师讲《黄帝内经》的时候，《黄帝内经》里基本上每一个汉字都是一个符，符咒的符，所以我觉得一个小孩子如果在6岁上小学之前，能认识2000个汉字的话，他就可以自己看书了，各种版本的《红楼梦》和《金瓶梅》他都可以自己看了。

（众人笑）

10. 雅克先生，83 岁学中医的法国老人

黄　剑：后来机缘巧合，我在法国参加帆船赛的时候，碰到了发起"针灸无国界"行动的那个雅克老先生，他对中国的针灸非常了解，在全世界组织了一个"针灸无国界"的组织。他对国内的中医非常关注，也想知道国内的中医现在在做什么，想些什么？然后，听到我前面寻访中医的活动非常激动，所以我们一聊就聊了 6 个小时。

他讲他小时候妈妈病了，晕过去了，怎么抢救都抢救不过来，他放学回来，把手放在妈妈额头，妈妈的眼睛居然睁开了，然后他就很奇怪，是什么原因让妈妈眼睛睁开了呢？他就从传统医学方面找答案，那时候就找到了中医。当时法国的中医有从日本、从越南、从英国传过去的，很混乱，各种流派的都有，他就有点糊涂，说我应该从哪里读起呢？

然后他听说中国的《易经》能够解读天下的万物，所以他 40 岁的时候就开始读《易经》，一直读到现在。然后他用自己西方的思维，再加上《易经》的一些思维，重新解读了一遍针灸，还专门写了一本书叫《超越钻石之光》，从他的角度，用西医学重新解读了一下中医传统文化。所以他是一个很了不起的人，是一个很伟大的人。

梁　冬：他现在还在世么？

黄　剑：还在世，83 岁。他一个人住在一幢 150 年的老房子里。

梁　冬：明年吧，一定要去拜访一下。

黄　剑：梁冬又做计划了。

（众人笑）

这是重庆的一个医生，他收藏了大量的中医方面的古董，他自己搞一个中医博物馆都够，收藏了大量的医书。

朱良春老先生给我打了一个电话，朱老非常高兴，他认为中医应该大家多多聚会，多多交流，多多传播。我现在打一下电话，给朱老……

梁　冬：中国的国医大师呢，之前评定过三次，现在只有二十九位了。朱良春老先生是善用虫药的大家，老先生现在听说我们在做这样的一个项目，非常支持和鼓励。黄剑之前采访朱老先生的时候呢，朱老先生说会尽力地帮助我们。

黄　剑：（手机免提）朱老先生您好！我是黄剑。我们现在一群中医爱好者都聚在一起，刚好说起您了，跟您聊聊。

电话里朱良春说：那好，那我就给大家讲几句吧！你们传播中医文化，很了不起，应该让大家多了解中医……（朱老声音沙哑，听不清后面的话。）

梁　冬：我觉得，一个中医人学到老，他是很宽厚仁慈的，而且活得长的几率相对较高，就这几点，就足以让我们相信，我们走这条路是正确的。

11. 化水治病的草根中医

黄　剑：我在成都的时候，有一个朋友，遇到他父亲会化水的一个同事。我们开始跟踪他的病例，跟他走在一起非常骄傲，所有的人、尤其是老人都对他非常热情，都跟他打招呼问好，然后我们出去治病，治了一天回来，诶，楼下有一个老先生来求医，肩膀脱臼。

然后这个何医生呢，他就去路边捡了一根玉米棒子，又到小卖部要了小半碗水，小半碗白酒，就化了一下，默念一声，手指尖就在酒那边画了一个小圈，然后就在他手臂上喷了一口，过了一会儿就开始给他治病，这个老先生一点疼痛的表情都没有，这个我们全程有视频、有图片记录下来，周围人都觉得不可思议，问他疼不疼了？结果老先生说："有一点点吧，不过没感觉啊……"

我看到何医生的时候就特别感动，在很穷苦很缺医的地方，百姓们太需要这样的医生了，这是中医非常大的魅力所在。那个躺在床上的，这是一个老大娘，一个是她去医院治不起，一个是她没有办法动的，身上又脏又臭，但这些医生从来没有皱一下眉头，安安静静地给她开药。治一个大腿骨折可能也就几百块钱，就很舒服地躺在家里接受一个医生上门的治疗。而且他女儿说，只要到了吃饭时间，一定要妈妈做饭给病人吃。逢年过节家里都挤满了人，病人都不走。（笑）然后到了自己孩子上学的时候，家里穷，还要向邻居借钱。

这是一个很好的医生，他化水的表情让我觉得很迷人。

12. 老道长：每个人都有惟一的，最适合他的道理

黄　剑：认识了这位老道长以后，我发现他对脉法、对药有很深的理解。我觉得老道长这一身的武功和绝学不传出来太可惜了，我就举办了一次"道医会"——邀请十个我原来拍摄过的、很有影响力、很特别的医生，跟这个老道长在一起互相学习。老道长说：你来学可以，但是大家要开诚布公，我把我的绝活家底儿全部拿出来，你们作为医生也要把自己的家底儿全部拿出来。这次道医会，梁冬和徐文兵老师他们都参加了。

梁　冬：第一次呢，黄剑他们这帮老江湖把我推出来了，说梁冬你来讲。我也傻，我就讲了，讲完之后被老道长嗤之以鼻，说幼儿园都没有入门！（全场笑）

我当时还有点不服气。然后呢，我们认识了一两年，老道长没那么讨厌我了，慢慢比较喜欢我了，有一天就跟我说，梁冬你单独来。我就赶紧坐飞机到了海南，跟老道长呆了一天。白天的时候老道长说：你就在这儿坐着吧。我在他门口坐了6个小时。到了傍晚的时候，他就把我叫过去，跟我说了一些话，——细节当然不便透露。但是可以说的是，我几乎每听几句话就给他嗑10个头，我差不多嗑了100多个头。然后我问他：您跟我讲这些是不是一个普遍的道理？老先生跟我说：没有用。这个东西你告诉别人也没有用，因为这个东西是针对你来讲的，每一个人都有他唯一的道理，最合适的道理。

我觉得很诡异。后来回家按照他的方法做了一些练习，基本是晚上睡觉中途醒的时候，做的一些功课。很有用。不过后来经常忘记，没有练。我想，等我以后老了，再练，反正现在已经学会了。

黄　剑：后来我有一个厦门的朋友，得了腰椎间盘突出，非常痛苦，只能有两种姿势，其中一种还是要老婆扛着腿才可以，嚷嚷着要去做手术。两天两夜睡不了觉。

后来他告诉我，他好了，说找到了一个医生，教他呼吸吐纳与身体的配合，呼吸完就不怎么痛了。第二天医生来，又教他配合着肢体的一些运动，也是吐纳呼吸，调完以后说你可以站起来了。开玩笑呢，这样就可以站起来？他说你没病，就真的站起来了。就是这个张斌医生，通过道家的吐纳方法。

这是张斌的妈妈，他们家大概有二十几代中医，是从宋代传下来。

我们那天去做松针酒，可以酿成非常好喝的酒，满脸通红而不醉。松针在道家是一样非常宝贝的东西，这种道家的生活很健康，很有趣味。

梁 冬：大家听说过一件在网络上很著名的事情吗？叫打通任督二脉，就是甘肃省卫生厅的刘厅长，把李少波先生的"真气运行法"做了一个普及。这个，李少波先生，是黄剑迄今为止采访过最老的先生，活了102岁。他拍摄的时候是他最后一个月。

······

我一直有一个梦想，就是有一天，真的能够跟黄剑去拍中医······我要拍的人第一个就是李可老先生，李老的身体也不太好。我真正坚定学中医的决心，其实就是李老。当年家里有一个家属，吊瓶吊了30多天，我看李老开了一个方子，2点钟吃下去，4点钟站起来就好了。后来我的一个同学，得了红斑狼疮，也是李老开了一个方子，最后是完全康复，而且把小孩生出来了。我以前其实对中医没有什么信心，但是李老让我对中医有了信心。

我记得，在北京开车送李老的时候，李老跟我说了一句话，当时不是很直白的方式，李老就跟我讲：你要去看经典，中医在汉唐以后就越走越偏了。

还有他不断强调：作为医生你不要怕！

我说不要怕什么？

他说你知道这样大的量开附子，是有危险的，你要为此承担责任的，但是你要为他治这个病，你就不能担心自己要担这个责任。

所以，在这些老先生身上，我看到一种真正的无畏和担当。现在李老年岁也高了，我很希望抓紧时间跟黄剑去拍摄李老这样的中医人，记录下来，50年、100年后，给未来的中国人，可能完全忘记这些东西的时候，能够知道，当年那个时代，还有这样一群伟大的人。

······

（编者注：根据现场录音整理，原文3万字，有所调整和删节。未经发言者审阅。）

欲望的能量

1. 很小，道家师傅就为我取了"号"

田　原：在寻访中医的过程中，其实心里很早就做好了准备，一直想把道家的学问，道家关于生命文化的诠释，能够有机会梳理一下，今天偶然就碰到一块了。这要感谢泸州市科技局的白群处长，她虽然不是中医人，但她对中医饱含的深情，不是一般中医人可比的。

您先做个自我介绍？

谢泓瑶：我叫谢泓瑶，"泓瑶"是我的字，我的名是"瑞维"。我的号，因为我小的时候身体很差，有一个师傅就跟我妈妈说，给我取个号，说"龙生凤养"，以保平安，所以我的号是"龙生山人"。

田　原：小时候身体不好，是什么问题？

谢泓瑶：我老家在农村，妈妈怀我的时候，因为村里孩子结婚，要分家嘛，分家的时候我们家很穷，就分了一斗米。所以妈妈说，怀我的时候吃得很差，所以我小时候的体质很差。在5岁以前，只要一进医院，只有挂盐水才能得好。到现在，我的耐力还好，但是你让我用爆发力的话，就不行。包括你看我的牙齿，就是当年抗生素吃太多了。

田　原：后来怎样就接触了道医？

谢泓瑶：因为身体的这样一个原因。小时候，我生活的村庄基本上是我们一个家族的人，就是农村里的一个生产队，都是我们家族的人传下来的。青城山的一个道士（回）到我们那边来化缘，那时候是

171

上世纪60年代末，70年代初，我才几岁，当时他看到我身体比较弱，又算我的生辰，说我跟他有缘，就带我了。因为村里都是一个家族的人，他在我们那住了很长时间，就带我跟他学习一些养生知识，一些道家的养生方法。

后来我全方位跟他学习，差不多是13岁的时候。他从全国各地云游回来，回到青城山以后，我就跟着他学习。后来又拜了很多位道家的师傅，佛家的师傅，以及我现在学中医的一些师傅，跟他们学习这些养生保健以及生命哲学的知识与技能，大概是这样走上了这条路。

原来在大学里，我学的机械工程，工科的，但对那不感兴趣，后来就自己开办了"合一心身健康学院"。

田　　原：到现在做了几年？

谢泓瑶：今年算起来应该有7年了。我们全国各地到处讲课，偏重于具体的应用。当然也有同道和我同修。

2. 和身体说句"知心话"

田　　原：我觉得您刚才说的有两个层面，第一个层面，是一些人跟着你在修，真正道家的这些东西，还有一个层面，已经比较商业化了。

谢泓瑶：因为你希望把道家的一个完整的体系分享给大家，就一定需要一个平台。因为这需要每个人自己的实践，去实证。道家养生是一个完整"心、身、灵"全面调理的体系。只是我们现在能够全面了解这个体系的人，是少之又少的。在具体方法上面也是从人体内外、人与环境等多个角度都有很多针对性的方法。我的一些师傅也发现，他们在分享这些东西的时候，大部分人只是看到这个技术本身，比方说他有一套拳法，或者有一套什么样的方法，其实方法不需要太多，所有的方法都是归宗的，你学了这套功法，和那套功法之后，你会发现可能没有太大的区别。更需要看到的是这个体系的完整理论，深入认识！

田　　原：的确，万变不离其宗。身心合一一直是中医所提倡的，您怎样理解"心、身、灵"呢？

谢泓瑶："身"这个层面，大家比较能够理解，吃药也好，吃食物也好，还是练一些功法也好，这些道家都有很多好的养生方法。

"心"的层面，也就是心理层面。在道家养生里边，其实有一块是"养性情"，养五脏六腑的情志关系，在道家里边有一些专门的方法。这一块其实就类似我们现代所讲的心理健康。

还有一块，就是所谓"心灵"的健康。我们以前传统文化里边也有，从现代的说法来讲，你把它认为是价值观也好，人生观也罢，其实在道家的理论体系里边，远不止这些东西，还有更深层次的内容。比如说人跟自然界的和谐相处，怎样充分利用自然界的一些相关能量，达到人性和人的敏感度各方面的提升。像我们做的一些禅修的（话）课题，静坐的（话）课题，还有内观的（话）课题，包括我的师傅在做癌症治疗的时候，会用一些道家观想的方法，和器官进行对话。

田　原：人和自己的器官说话，感觉障碍很多。非常不容易实现。可以捕捉到一些特殊的信息？

谢泓瑶：他一定会有另外一个声音（身心）出来，可以捕捉到一些根源性的问题。这种问题可能不仅仅执着在肉体层面——肉体上的健康与不健康，它还有其他层面信息的改变。每一个层面在道家的体系里边，对应有非常多的方法。而且道家的很多方法，是一个方法贯穿"身·心·灵"这三个层面的，就看你做得到做不到了。

举个最简单的例子，打太极。很多人都练过太极，如果你太极只做那几个动作，就跟现代人练习健身和广播体操的概念类似。但是真正的太极，我所了解到的信息，按道家的修行来讲，它里边首先有一个意念和气血运转的问题。只有加上了意念，真正的太极练习效果才可以出现。从某种角度来说，就跟心理的某些东西相关联了。

如果你静不下来，你是不可能用到意念的，你也用不好。如果再上升一个层面，在你观想的过程当中，在你的气血的运转过程当中，如果能够产生一些信息的话，这就到了心灵层面。包括道家的经络，很多都是在内观的时候出来的，这是可以实现的。我研究生是学心理学的，学心理学的时候，很多心理学的方法，从西方的角度做的是一些观想，其实这些东西中国传统早就有，只是在表述和运用的方式上和西方心理学有所区别。所以我现在重点就往这个方向走一些。

当然，你到哪个层面，你得做一些基础，比如你心静不下来，你要做沟通是做不了。然后是你身体的敏感度，你身体发出的一些信息，包括自然界变化的信息，你敏感度不够的话，你就不能捕捉到。

田　原：这个认识非常好，也是现代人的"顽症"，不净、不敬、不精、不静……其实，我们可以从安静开始，这个不安静一定和欲望有关。

《内证观察笔记》的作者无名氏，我们有过聊天，他从小得了一种严重的骨关节病，也是拜了一位道的师傅，修炼了一身道家的功夫，把自己的病调好了。他跟我谈过一些道家的修为，比方说小柴胡汤吃了以后，它在某个时段，比如说，肝经旺盛的时候，他发现小柴胡汤的走向，在经络里边如何发光，真气来了以后，先入了肝，在肝里边打了个旋，又到了肺，又到了哪儿，他实现了一个非常好的内观。朱良春老先生看过这本书以后，说这个人做到了，他真的做到了，否则不可能写这本书出来。

我在读这本书的时候，你感觉自己真是一粒渺小的沙子，你要放下妄我的一切想法和愿望，你才能静下心，读进去。你在那种状态之下，你心静了下来，你自己什么都不是了，可以超越现实生活中"人"的一种束缚。

但是这种东西，在学术界引起过很多的置疑。比如身体这个脏器它还会产药，它产的是黑色的、紫色的药，还是白色的药，或者怎么怎么样的，它们发生了五脏间的关联，真气到这，到那，怎么、怎么走。

谢泓瑶：肯定会有很多人置疑他，但是道家不会。经络最早就是修道的人通过反观内照的方式发现的。道家经典有很多的记载。最简单的，比如说便秘的问题，我跟很多愿意相信的人介绍过一个方法，就是一种观想的方法：从呼吸开始，配合你的脾胃从上往下蠕动。这是一个基本的蠕动，其他什么都不要观想，就专注地观想大肠一节节地往下挤压，你用不了 2 分钟，都会有大便的感觉。一般这种情况下，再加上一些补肾气的方法，补气血的方法，只要愿意跟着做，基本上两个星期，便秘的问题一定会有所改善。

田　原：是自己的意念起作用。心念，说一句广告语：没有做不到只有想不到。自己这个"主"不动，有些是看起来在动，其实是医生在动，他没动。医生在那边用药，而你自己的心没有动。

谢泓瑶：是的，这个"主"很重要。

田　原：比如像老年人的关节疼痛，我们是否可以每天抽出一段时间来，跟他的关节去对话，或者用其他什么样的方法？

谢泓瑶：关节的疗愈方法，相对来说要复杂一些。单从饮食的角度来讲，比如说一到刮风天就开始疼，他体内的风邪一定是偏重的，关节怕风，这个时候像天麻，可以拿来炖汤，还可以把天麻打成粉，每天一小勺，开水冲一勺吃下去。这种是食物的补，还不是方剂的补。

田　原：天麻是定风的。

谢泓瑶：对，这是外吃的东西。内在来讲，这种病有一种观想的方法，"观想太阳"的方法，这个症状很快就可以拿掉。但必须坚持做，每天三五分钟。这就是道家的一些东西，简单实用。我刚才说的很多心理问题和身体的疾病关系，你去观想的时候，你脏腑的某些部分一定是有感觉的，你也可能看到一些景象：有些是瘀积，一块黑的，也有其他颜色的。有些还会呈现一个面象，如果你够专注，做的深，这个面象还会有声音和你对话。这需要看你静心的程度，静到一定程度，就能听到。这个面象不一定是人的面象，也有可能是动物的面象。当这种面象出现的时候，就需要和它沟通。一边和它对话，一边去感觉：这个面象代表一些什么症状。你跟它沟通的时候，要先接纳、感恩，最后要把它放下。有些是要把它排出去的，有些东西是要把它迎回来。有时候我们身体的一些部分是分离的，就和心理学讲的子人格是一样的，我们需要把他们做整合。

田　原：现实的我们也许不完整，可能有一部分是"漂移"的，所以我们身体"病"了，就要把它"迎"回来，这样才能慢慢形成一个完整的人格。这个语言太有感觉了，其实人的一生就是在不断丢失和寻找的过程里，如果在这个过程中又能不断构建新的体系，那就是修行了吧。

3. 给"欲望"做个能量疏导

田　原：您个人怎样理解道家的"道"字？

谢泓瑶：其实"道"这个字，简单一点来说，它是自然界运作的一个规律。从某种角度来说，大规律是我们所需要遵循的，我们人只是自然界一个小小的生灵而已。你活得好不好，不是你去对抗规律的问题，更重要的是在"道"的运作规律之下，去适应它，并做出适当的调整。调整的目的和结果，其实还是要去适应自然界。

田　原：对。对自然界要有归属感。我们老说员工要有企业归属感，而对这个大自然却是放肆的，妄为的。

谢泓瑶：现在社会表现最突出的是因为个人欲望而与自然对抗与掠夺。而欲望就成了永不满足的黑洞。其实很多宗教也会谈心理的问题，很多宗教都有谈论到关于人的欲望与社会、自然关系的论题，比如说佛教。同时我们会发现，大部分教义都是让你放下那个欲望，降低欲望从而来处理关系的矛盾。从我的个人的观念来讲，这个欲望有时不应是降低，而是引导这个欲望，把这个欲望的能量做疏导了之后，做事情的目的与方法就会得到升华了。反过来讲，纯粹的让你放下这个欲望，大部分人都是很难做到的。

田　原：说的好。比如很多嗜好。我想起一个笑话，警察抓小偷，小偷兜里放着本语录，还有好多励志的书，放在包里。结果偷东西，落网了。警察说你的理想跑偏了，这个正能量，变成了一种负能量。

谢泓瑶：其实欲望从某种角度来讲，都是自然的产物。

田　原：对，我们应该正视它，去正确引导它。

谢泓瑶：对的。有些东西，如果你完全没有了欲望的话，是没生命力的。比如说我们没有性的欲望的话，可能连繁衍下一代都成了问题，人类就不存在了。如果我们没有吃饭的欲望，不是每一个人都练过道家的辟谷功，那么你怎样生存下去。包括心理的欲望，这些心理欲望都是我们心中尚未满足的东西。往往是我们只从外界找一些东西来满足它，从而有了很多矛盾和冲突。

田　原：从西方心理学来讲，可能跟你的童年有关系。

谢泓瑶：对，跟童年有关。其实心中欲望就是一种能量，如果简单一点理解的话，不管是从肉体养生的层面来讲，还是从心理学的层面，或者心灵学的层面，也不管你做哪一部分的工作，都是一个能量的问题。而能量问题不外乎三个方面的，一个是你有没有能量，或者说能量够不够；二是你的能量"干不干净"；三就是能量能不能通畅地在身体内流动起来。

田　原：能量。我们如何正视自己或者认识她？

谢泓瑶：面诊是其中的一个方面。首先看一个人的体形，然后是面部的气质，还有手这些，都可以看到问题。还有就是对一个人的能量场的把握。比如我们小时候练过用手来感应他人的能量场：就是处于一种相对静的状态，你可以用一些方法放松，然后把手打开，这时候打开的手敏感度是很高的，你就可以通过你的手，去感受身体哪些地方的能量是不正常的。它正常的时候是一种感觉，不正常的时候又是另一种感觉，能量你是可以感受出来的。

面诊的时候，打个比方，我们也做一部分临终关怀，我们用道家的方法做临终关怀。比如通过观察一个人的面象，你大致可以知道他纠结的事儿。

有些人要走的时候，往往面现浮肿，眉心这块的能量会呈现一种绛紫的颜色。一般这样的人，按道家的说法，神散，差不多还有一个星期的时间。他浮肿，说明自己还有一个能量还堵在那儿，这个能量的堵塞，往往和他的情感连接有关，他有一些情感没放下，或者还有一些家人没放下。

出现了这种状态，你知道了大方向，你就可以做一点事帮助他：可以问他的家人他可能的纠结在哪里，你可以用道家的一些方法和他沟通，虽然他不能说话了，你还是要跟他沟通，他的内心都是知道的。沟通了之后，他会放下一些东西，走也会轻松一些。我经常会和同修们说，我最希望的就是有一天，修到一定份上，想走的时候，我坐在这，把话说完我就走。我们有些师爷，坐化，真是这样，所有的徒弟坐在这，所有后事安排完了，好了，你们出去，他就在那坐化了。这种灵魂是自由的，那种内心的轻松，那种喜悦是难以用言语形容的。

我自己的总结来讲，还是用"能量"来解释这个问题。肉体是能量的一种变化，包括这张桌子，我们看见的是这张桌子，我们还有看不见的，从中医理论来讲，里边运行的是"气"，气功里边讲的"气"，这些都是能量的一种呈现方式。从某种角度来说，"心灵"，或者叫做"灵魂"，也是能量的一种呈现方式，就像计算机编程一样，属于能量的生产方式。灵魂的能量，用现代语言来解释，它的衰败周期很长；肉体的能量，衰败周期是很短的。做个普通人来讲，人的肉体最多活个八九十年，一百多年。但是一个人的灵魂，可能今天你聚集在这个肉体上边，明天聚集在另一个肉体上边，当然在这种能量延续的过程当中，灵魂的能量也在发生着变化，也可能产生质的飞越。

我们把这个问题扩展开来，如果我们知道生物只是能量的一种存在方式而已，我们为什么要去其他星球寻找有没有外星生物的问题？就像我们原来不知道计算机会有那么精密发达的时候，我们不可以想象在遥远的彼岸，我们可以通过互联网互通有无，世界会变成这个样子，计算机能帮助我们做那么多事情。但是在以前，道家的修行记载里边，有"他心通"，"神通"这些，当人们把内在的能量，修得非常精密，精密到什么程度呢？自然界发生的任何一个波动，这种能量的波动，他都能感应得到。一旦感应到了，他就能通过一些方法，做很多很多的处理，就是这样的一个认识了。

田　原：理解了能量，才会使用能量，才可能和自然界更多、更大的能量沟通。当你的身体和自然界的正能量时时接通的时候，你的能量自然就是强大的。当然我们的身体也是物质体。

谢泓瑶：物质就是能量啊，用现在的说法，就是波，波的不同频率，它会呈现不同的状态。现在很流行的一本书叫做《秘密》，都是讲如何运用你的思想，去吸引你想要的东西。从能量学的角度来讲，你有了这个起心动念，你会往自然界发射一个电波出去，你发射电波，自然界跟这个电波频率一样的东西，它就会产生共振，共振之后，它就会慢慢呈现出来。

这实际上是很简单地把这个现象进行了解释，这在道家以前的修行里边，非常常见。

田　原：这个能量的聚集重要的是自我修为。

谢泓瑶：对。道家认为，某些科技的东西，从某种角度来讲，是一种倒退，对于人性来说是一种倒退。如果把这些东西看明白了，其实现代的很多东西，都是不需要的。举个例子，你今天能吃多少东西？你能消耗多少东西？你真的需要洗衣机这些高科技的东西吗？我们回到纯粹人性的层面来讲，这些对你来说，真的没有太大意义。这也是为什么中华民族在所谓的科技这一块，相对来讲，要薄弱很多的原因，而中华文明毕竟也发展了几千年。

你看中国五千年的发展，有时感觉中国"挺笨的"，什么东西都没有发明太多，像我们发明的火药，都是拿来放鞭炮用的，那是什么作用？是调性情，不是为了打仗。所以我们道家的养生体系，为什么把"养性情"这一条，放在第一位，放在一个非常重要的位置上？就是因为你要回到一个生命的价值观，人生观，回到我们自然界和人的关联性里边，你把这个搞明白了，才知道我往下应该怎么去做。道家引导的一切都是为了美好地生活，而不是简单地占有，简单地争夺，甚至是战争！

田　原：这个"养性情"其实也包括了对"欲望"的理解。

谢泓瑶：对，都包含在里边。

4. 修你生命中的那枝 "花"

田　原：我们来学习一下如何实现道家养生，一些实用方面的。

谢泓瑶：其实从这方面来讲，道家里边，养生是个完整的体系，在具体实施方面，他有五大方面的养生。

第一件事是我刚才说的，不是养物质的东西，而是 "养性情"。在养性情这个方面，很多是对事物的看待问题，就是我们说的人生观和价值观的问题。这个问题你不解决的话，其实有很多物质的欲望，真的就像脱了缰绳的野马一样，到处乱跑，好不容易没了束缚，就挣脱掉了，他就无限制地消耗自己的能量，消耗地球的能量。

在 "养性情" 的基础之上，第二条是 "养习惯"。养习惯里边，就包含养饮食的习惯，和养起居的习惯，这是大自然中的一部分。所以从这个角度来说，人们认为常说的养生就是养饮食，这是非常片面的一种想法，养饮食只占养生非常小的一部分。

第三件事，是专门讲 "养睡眠" 的。因为睡眠占人的三分之一时间，生活的三分之一时间，它的比重是非常大的，它是养阴助阳非常重要的时机。

第四件事，是专门养的 "房事"。道家和中医有一个相同的理念，就是这里所说的 "房事"，不仅仅讲的性生活，它主要是讲包括 "肾" 在内的整个生殖系统和内分泌系统，养儿育女也在这一块，当然也包含性生活健康的一些问题。

还有一部分内容，就是第五件事 "养处所"，这又回到了自然的概念。我们可能一说到养处所，就想到 "风水" 二字。其实 "风水" 的概念在道家里边占的比重也是蛮大的，但除了风水以外，还包含其他的内容，比如说我们衣服的色彩，处所景物的色彩，其实色彩本身也是一种能量，它是饱含能量的，像西方有专门的 "色彩能量学"；还有包括植物的搭配，比如说你身体如果不舒服，什么样的植物对你的病情是有坏处的，哪些又是有好处的，这在道家的养生体系里边都有。

比如说我们到山上去，像一些女孩子，很多就是教大家用 "花" 来做修的，但具体修什么花呢？不同的花，你交换的能量是有区别的。

田　原：您是用什么来判断，不同的女性应该修什么样的花？

谢泓瑶：从能量的角度来说，比如说有些女性，常常处于一种疲惫的状态，她的眼睛周围也能看得出来，发青发暗，这种人的肾气消耗还是蛮重的，我们先不说补她的能量，先说提升这个能量，消除这种疲惫的状态，她最好修的花，是一种偏红色的、偏亮的、阳气感觉很充足的花，这样的花可以帮助整个人体内在阳气的生发。这种情况的女性，有一种花是可以吃的，就是月季花茶。因为它的周期与女性的生理周期是相似的。同相同性之理。当然这是助法，但不是治病，治病是另外一回事。

我们还常常见到一种女性，女强人，看上去比较淡雅，这种淡雅不仅仅指她的面色，而是一种总体的感觉，气血相对来说比较通畅，没有那么多瘀堵的地方。这种女性需要修的是一个"稳"字，修往内收的。如果同样是修花的话，她更多是要修花骨朵。花骨朵的状态，含着一种冲力，待放的感觉。

田　　原：不能让它开盛了。

谢泓瑶：其实含苞待放的花骨朵，它的力量也是非常强大的。您其实是一种蛮好的状态，面色来讲，相对比较红润，气血比较充足，我就在想，您的这种状态，是处于一种相对生发的状态，所以在动感的层面上，或许我会给您推荐用太极的方法，或其他一些柔的方法，这样你既有能量，又可以很好地控制起来，把所有滋养贯穿到全身，保持一种活力的持续性。

花的角度来说，我建议您去修兰花，兰花的香是暗含在里边的，它不是没有能量，它散发出的幽香是充满能量的，它的能量可以运转到全身，在中医里边芳香之品通畅、开窍，兰花与您现在的状态对应。

田　　原：好，谢谢。女人们修花，是怎样的修法？

谢泓瑶：首先要跟花有一些连接、沟通，这种感觉融合了之后，就可以进行能量的交换。

田　　原：男人呢？

谢泓瑶：男人更多修的是树，尤其是柏树。你看所有道观或者寺院里边，都有柏树。柏树在道家的理论体系里边，它的能量场是最正的，我们说的正气的这个概念，它的是最正的，所以很多修炼的场所都用到柏树。

田　　原：所有人家的院子里都种上一棵柏树？

谢泓瑶：当然现在人做不到了，但是可以经常去接触啊，尤其是家里边男性身体不太好的。

田　　原：那松树呢？

谢泓瑶：松在历史上用得比较晚，我们在临床上也试用过，祛风湿，通经络，安神。但是我们用来安神，似乎不是很成功，祛风湿有一定的作用。临床上用得也少，基本上成都各大药房都没有。

5. 辟谷：利用的是"空腹"的生理环境

田　原：如果说欲望是一种能量，那么疾病在您的理解当中是个什么问题？

谢泓瑶：如果还是从能量的角度来说，绝大部分的疾病，都是能量的堵塞，以及能量的不干净问题。

我们一般情况下，一个人生下来之后，不出特别意外的情况，我们自身的能量是能够生发和运转的，也就是说，从根本上来说，能量是够的。从中医来讲，一个孩子生下来活蹦乱跳，那么有精气神，是因为他的元气是足够的，那么，人是在一步一步地消耗这个元气，直到死亡。

如果从这个根本的假设出发，这个能量是够的，剩下的就是我们在后续的过程中，如何去使用它的问题。所以后边大部分的生病，就出现在这个能量被破坏掉了，不够干净了，还有一个，就是这个能量没法畅通了，就像中医里说的，通则不痛，痛则不通。

比如说我在跟我师傅学习中医的时候，我们有做过统计，我们看到的很多现代疾病，尤其是很多肿瘤或者癌症，非常重要的一点，从中医的理解来讲，就是气血的瘀堵，堵在那一块了。我们能量的不干净，从某种角度来理解，可以理解为我们身体里的毒素，它跟瘀堵是相互的。我们一般情况下，人体储存的血液，一般是 7 天左右循环 1 次，我查找到的一些信息，不一定正确。但是现在的人，运动少了，还有我们的生活习惯，比如说盐重了，油脂重了，这些东西，造成血液黏度偏高，循环变慢了，很多达到 11 天以上。你想，再好的东西你储存久了，它也会变质。

因为我们学院开有辟谷课程，我们有 5 天，7 天，14 天，21 天，除了喝水和练功之外，是不吃东西的，还要大量做一些功法，诸如爬山等项目。

田　原：这些项目你自己会经常去做吗？就只喝水？

谢泓瑶：我平均一个半月会有3～5天的时间，不吃任何东西，就只喝水，其实你过了一两天的适应期就好多了。工作可以照样做，不会影响很多，它就是一个排毒和重新激活身体机能的过程。

当然我们排毒的时候，有一个非常明显的感受，第二天过了，因为有一个饥饿的适应期，你习惯了用食物来填充肚子，但是第二天过了以后，就基本能调动身体内储存的能量来用了，不饿。从第三天开始，你发现不吃任何东西的情况下，你排出来的尿液，包括你如果能排大便的话，或者你出汗，你就会发现这些排泄物非常臭，臭得你自己都受不了。这些都表明有毒在里边。

田　原：在平常情况下，你不吃饭了，第二天、第三天是否都会出现这种情况？

谢泓瑶：有时也有难度，因为我们还需要练功，运用这些功法，将你全身气血和能量的运转加速，你如果不这样加速的话，还是原来的速度，可能到了第五天，你还是不行，而且你没有办法运用你原来体内储存的能量。我们人体原来储存的能量，在正常情况下，是非常丰富的，只是我们没有很好地去运用它，或者说我们的能量不够均衡，造成了身体的很多不舒服。其实西方也有类似的疗法，叫做"断食疗法"。道家的"辟谷"和西方的"断食疗法"最大的区别在于，西方断食疗法，最多到第三天，你就饿晕了，低血糖了，所以一般来说，你就只能躺着。所以西方的断食疗法，会吃一些保健品，来补充那个能量，而且多数情况下他们不会做动作，只会躺着，或者做一些非常少的运动，静坐之类。而我们会运用一些方法，每天还要爬山，从青城山前山和后山之间，走到青城山门口，然后再走回去，走两趟。早晨5点多钟起来爬山，然后晚上再走一趟。

田　原：这样就加快了体内的循环。

谢泓瑶：是的，当然这里边还有很多调呼吸的方法。

田　原：感觉现在学习辟谷的人也多了一些，要求在这方面有所修炼的人不少。

谢泓瑶：现在有很多人，想通过辟谷减肥，减肯定能减下来一些，但如果只以这个为目的的话，意义其实并不大。像5天的体验版辟谷课程，如果你原来水湿重一些，课程完了肯定体重减轻很多。但是如果不提升你肾的功能，脾的运化功能，他的体重会反弹，慢慢还是要回来的。其实道家辟谷的核心在于练功，他只是利用了空腹的生理环境，并不是为了饿肚子减肥这个事情。

6. 潜意识里想被满足的，才是真正的兴趣爱好与快乐所在

田　原： 我觉得有很多人到了年长，到了很大年纪，仍然没有找到自己。一个男孩子跟我说过这样一番话：像我这样，二十二三岁的年纪，处于一个自己不认识自己，也不知道怎么控制自己的状态，别人来的建议，自己也很难听得进去。每天我跟我的朋友见面，他们长什么样子，我一点也想不起来，我想我自己长什么样子，可能也不是很清楚。我现在只能自己带领自己走，所以我就是想知道，怎么和自己交流，怎样认识自己，看到自己的性格，自己的长板、短板在哪里。

这可能也是很多人的困惑。现在很多人了解自己的途径，就是星座啊、血型啊，你是什么星座、什么血型，然后有什么性格，这些不说是误导吧，肯定是会影响你的思路。道家的角度，如何看待这个问题？怎么能够正确地认识自己，帮助自己解决一些问题？

谢泓瑶： 我们有些人，可能一辈子都没找到"我是谁"，可能最后流着泪，很痛苦地离开这个世界。这探讨的是一个心理的问题，或者是心灵层面的问题。

其实这是很多这个年龄的人都会面对的一个问题，我觉得这里边有两个层面，可以去思考一下：

第一个层面来讲，是看你对外在的反应，是不是会有一个对抗情绪在那里？这个对抗，我们中性地去理解它，这里边有一个什么概念呢？比如说这里边有我们不接纳自己的问题。从我们内在来讲，就像刚才说的，我可能都不记得"我长什么样子"，从某种角度来讲，从心理学的角度来讲，可能是一种不接纳自我的状态。一个人如果不接纳自己，他往往对外就容易持有一种戒备心理，保持一种对抗状态。比如你在说话，我这一刻是听着，但是听不进去，"我不一定"，而且很多时候我不见得照你的意见去做，同时要用我的方式分析了之后，想办法去解释，或想办法对抗你的状态，这个时候往往是因为对自己的不太"认识"。

那么我们怎么去认识他呢？这是我要说的第二个层面的问题，如何找到自己所谓的兴趣爱好，这样一个东西。中间其实有一个点，大家可以去找一找，就是你从小到大，曾经经历过了的事，你做了，你感觉特兴奋，特别想继续做下去，感觉你无论见到谁，都想和他分享，就这种事，你去找一找。如果你罗列七八个，十来个出来的话，就会发现里边是有规律的，这个规律，从某种角度来说，就是一个兴趣爱好，就是内在潜意识想要满足的东西。

这种兴趣爱好找的时候，跟我们外在的兴趣爱好不一样，我们外在的兴趣爱好往往是在某一具体事情上边，而这样找出来的兴趣爱好，往往是你内在的、潜

意识里的，想被满足的部分，这个才是你生命真正的惟一！我们不要去讲那些修行，就光从这个层面来看，它才是你生命中最重要的点。

这个出发点才是根本。说不好听一点，有一天你明白这个点的时候，你就是回家卖茶叶都没关系，你也可以去读研究生，去读博士，读什么都没关系，因为那时候你的心变了，你的出发点变了，通俗一点讲，心态不一样了，就跟做的这件事本身已经没有太大联系了，这件事只是用来实现我内心想要的一个途径而已。所以今天去卖茶叶，和我去做别的东西，从心态的角度来讲，已经没有太大的区别了，甚至在很大程度上已经可以满足到你内心想要的东西。

田　原：这实际上是我们很多人，完全需要去寻找到的一个状态。

谢泓瑶：对，而不是像现在社会很多人这样，比如说今天金融很发达，你就去学金融，明天中医需要人，你就去学中医，后天计算机好了，你又去学计算机，等你学出来了，比如计算机最近这几年，除了编手机程序之外，其他学计算机的人不见得能找到好的工作。因为什么？因为那些都是工具和途径而已。最关键的是什么？是你用什么样的方式来满足你内心的需要，而这个需要，就是我刚才说的，你内在的兴趣爱好。你得把这个点找到，把这个规律找出来，然后再来看，这个社会之下，有什么样的行业以及怎么样能结合到你这个内心需要满足的欲望点。

田　原：孩子们一定要去找那样的东西。

谢泓瑶：而且我个人的观点，任何一个行业，任何一个职业，只要跟兴趣爱好结合到一起，与内心的需要结合在一起，你专注做下去的话，最多３～５年，你完全可以成为专家！我说的这种专家，是指你在这个圈里边，完全可以把各种各样的规律搞明白，当然你要具体往下研究，学到博士，学到博士后，那么深的程度，那还是要花点工夫的。但是你会发现，３～５年的时间，里边的规律你掌握了，再来学具体的方法，那就很简单了。而且关键是你的内心跟它是结合的，你是喜悦的，也不会感觉到累的。

其实可以两个方向同时做。什么样的事情让你感觉特痛苦，特烦，特不想做它，然后这肯定是你一直想"避免"的欲望，那"避免"的反向，很可能就是你"想要的"。再跟你想要的欲望进行对比，两个做对比看，看他们俩个是不是融合的。他们或许有区别，你可以继续以这种途径去分析，这样找到兴趣爱好的过程，就变得轻松有趣了。

7.心无杂念时，灵魂能量耗散最小

田　原：其实道家文化，在地球各个国家来说，都有点点的闪现，像前几年日本有一本书，叫《水知道答案》，书里也融汇了道家的理念，当你在看一杯水的时候，你给它一个欢快的思想，它凝结成冰的时候，就变成很漂亮的冰花，如果你天天愁，天天骂，它就变得很丑陋。人体70%都是水，如果你面对的是人，面对的是你的孩子，他又会变成什么样呢？

谢泓瑶：对，这就是道家里所说的，意念的力量。

田　原：但是现代人是不是也存在一个问题，如何驾驭这个意念的问题。就是我可以今天观想，明天观想，有一天我发现观想了半个月，没有什么动静，或者我没看到什么改变，这个时候我们该怎么办？

谢泓瑶：这怎么说呢，这其实更多是一个学习态度和方法的问题。如果没有一个正确的学习方法，确实很难见到效果，然后你也需要有一个正确的学习态度。只不过确实现在这个社会的人，大家都比较浮躁，你就必须要拿一些东西，让它快速见效，这个时候往往就需要有实实在在修行的老师了。

其实我个人的感觉，自己做了这么多年这些东西，我们做这一行的，包括学医的人，或者学心理学的，或者说修行的人，其实最后真的不是在修别人，不是在帮别人，而是在帮自己。自己修到位了，最后只是做一个分享而已。你能适当地影响别人，已经不错了，你能帮助多少人？很多人你是帮不了的，因为人的改变都是他自己内在的愿意促成的，都是自己的选择。

田　原：实际上最开始实现的，还是帮助自己。

谢泓瑶：实际上真的像中医所说的一样，"三分靠药效，七分靠自己"。"七分靠自己"，其中很重要的一个点，都是要养自己的内在，要相信它，这就包含了"养"这个作用在里边，那个药物真正起了多大的作用？反过来讲，现在为什么那么多人要去大医院，就是抱着相信它的信念，这个信念的力量是很大的。

田　原：其实还是一个心灵的力量。这让我想到广东的董草原，他在治疗癌症的时候，也形成了一套理论体系。他有一句话，"治人先救精神体"。他说的这个"精神体"，其实就是人的心灵，当你心灵深处还是处于一种麻痹，或者回避，或者奢望，一种不正常的状态的话，任何药力起的作用都是有限的。好多东西都是殊途同归，大家最后要面对的，还是一个如何认识自己、和自己交流的问题。

谢泓瑶：就是如何"修自己"的问题。

田　原：换句话来说，我们身体里本来就存在着一种超力量。而我们在科学面前不断退化她。

谢泓瑶：其实就是自然的力量，我们也完全可以调用的自然界的力量。的确我们有很多能量是退化的，我们人所谓的进化过程，实际上有很多功能用的不多或者为了其他功能而退化的。那个本来就是我们作为人，自然拥有的能量。举个简单的例子，植物长在这，就是吸光的，这就是自然现象。你看哺乳动物，它被追杀，逃脱了之后，它会做一件事情，什么事情呢？它一定会找一个安全的地方，在那全身"抖"动。其实这个"抖"的过程，就是释放压力和情绪的过程。

我们道家里边，专门有一个养生的功法就叫"抖动功"，就是干这件事情。

其实人类有一个很重要的痛苦点，在哪儿？人类把自己的感觉延迟了，延迟就造成了堵塞。比如说孩子不听话，你骂孩子了，你心里不爽，一般情况下，如果不爽了，从动物角度来讲，你找点什么事，去发泄一下，就释放了。人不会，人会有面子，会有礼节要求，有各方面的压抑，压抑就会让能量堵塞，让能量停在这，不是顺畅地流动。停在这久了，你的反馈模式形成了，就一直在这压抑着，这就造成了能量的堵塞。

我们道家有很多功法，都是学动物来。人都说尽天年，为什么有人学了这些功法，仍尽不到天年？关键就在于，道家功法不是学道家讲的那个动作，学它的外形，包括五禽戏，八段锦这些，而是学那个神。

田　原：凡尘这个漩涡淹没了很多生灵。我采访过一个年轻的中医人，她从小身体也是不太好，千回百转地终于学了中医，她有一颗佛心，也一直在修。她说田老师我跟您讲，我发现很多大画家，艺术家，其实你把他们的脉，有时很吓人，又弱又沉又细，脉和他们的外形不相符，他外形上看充满了激情。你要不看他这个人，单看他们的脉，这人是重病之人，可是人家活得挺好。

她说这说明了什么问题？人不仅仅是个肉体的问题，他有精神在。这如果从道家的层面去解析，我觉得您会给出一个很好的答案。

谢泓瑶：这里边有一个关键点，即在"专注"的状态下。

人所谓的心神不宁，那是没办法专注的。如果你能专注在一个状态下，他一定能做到心神的这个"宁"字。所以，专注有非常多的法门，静心、禅修，内观等，这些，它就是要你专注。而专注下来，你才可以明白，才能读懂你自己究竟是谁。

田 原：这让我想到朱良春老先生看病时的状态，不管你是达官贵人，还是平民百姓，他的三个手指头永远搭在那，他看病人时的状态，就是修炼气功时的状态。而画画的人，其实也是进入了一种状态。再比方说我写作的时候，我把这四五十万字的访谈稿，浓缩成十万字，我也进入到了这个世界当中，我很快乐，写到很开心的时候，我会拍案而起，大叫一声，"真精彩"，完全就在这样的状态里边。

谢泓瑶：专注，没杂念！其实没杂念的时候，心神的能量消耗是很少的，反过来讲，就是元气的保养还是不错的。

田 原：我们睁开眼睛，不专注一件事情的时候，所有能进入我们眼帘的各种事物，都在耗散我们的精气神，看到多少就散出多少。

谢泓瑶：所以道家有句话，眼睛是睁开的，但要做到"似看非看"。

田 原：眼睛见到了，心没动。

谢泓瑶：不管是听你说话，还是做什么，它不跑，听你说话就听你说话，他不跑其他地方去。心不乱，神就不乱，这时候你的心神自然就"宁"了。关键的问题还有一个：当你"心"跑的时候，你听到的其实是你自己的声音，已经经过自己思维的加工了的，而不是他说的那个东西了，已经不一样了。这样，其实你也没有真正听到他人的表达内容。

田 原：倾听其实还是一件蛮难的事情。其实只要做到了专注，就能够心想事成，或者说达到事半功倍的效果。比如看一些电影，有一些超人什么的，突破了心里的枷锁，自己相信可以做到了，反而能创造出一些奇迹来。但是怎么能让自己相信一些比较难相信的东西？有时候，人们就是不知道要如何控制自己，就是没办法和自己交流。

谢泓瑶：从"相信"这一点来讲的话，它有两个非常重要的条件：

第一个，是你确实看到了，这就需要你去验证它。人有一个很重要的点，人的活，从生命的角度来讲，它不是一个结果，而是一个经历，由经历来让你明白其中的"理"，懂得这个所谓的"道"。当然人之所以聪明，就在于他不是需要天天经历，我可能只需要经历一件事，就可能懂这个规律了，我就知道类似的事情怎么去做。

第二个来讲，就是人的思维能力。一方面是你的经历，一方面是你的推演。你能不能做到这个，就看你自己如何一步步去实现它，去验证它。

田　原：可是对于一个身体不好的人、需要帮助的人、需要治疗的人来说，中医、西医、还有道医等等，提供给你的各种方法，他们应该做何选择？都去验证它吗？

谢泓瑶：这个话题我很难直接回答，因为这涉及到的是一个哲学命题。

就像您刚才谈到的，这些只是方法，抛开这些个方法，还有无数的方法我们可以去实践。更重要的一点，我的理解，身体、心理和心灵（灵魂），这三个层面并不是一个递属关系。如果灵魂不依托于肉体，你是没有办法存在的；同样，心理如果不依托于灵魂和肉体的话，你心理是起不了作用的；而肉体没有了灵魂的指导，它就变成一个无用的行尸走肉。

现在很多人认为灵魂比心理高，心理比肉体高，也就是所谓的心灵指挥肉体等言论，但实际上这三者是一个并列的关联关系。

其实这三者都可以通达你的"本体"。这个"本体"如果扩大一点来讲，就是回到一个"道"，回到一个规律里边，回到自然界的运作中来。你说一个人，只是关注了"肉体"，就像现在绝大多数情况下，我们中国人很少关注到"心理"的层面，而 99.99% 的人，可以说都没有关注到"灵魂"，但是你从哪一个层面来看这个"本体"，其实都是 OK 的。

如果灵魂层面能达到本体的话，其实就是老祖宗说的那句话，"朝闻道，夕死可矣"。因为我的生命是明白的，到了"道"的那个规律，OK 了，无所谓了。这里面的"无所谓"是不执着，而非放弃。反过来讲，心理健康了，一样也可以达到；肉体健康了，你透过肉体也一样能明白"道"。所以我们中医其实就是最大的哲学，而且是非常注重实践的哲学。它透过这些东西，疗愈你身体的时候，如果你能明白这个道理，原来没有关注到心理、或者心灵，现在我们关注到这两个的时候，效果会更好，但并不意味着它们俩就比肉体高。

所以您刚才提的那个问题，我很难回答您。从方法上来讲，不见得站在哪个方法上就是最好的，比如说从灵魂的层面，有些人修佛、修道，在纯粹修行的层面，一样可以达到"道"。你讲心理健康，有一部分人做得很好的，也可以达到。生命有很多东西，一两个问题的通彻，已经足够了。

我们回到刚才的提问当中，有两个字给我留下了比较深刻的印象，那就是"控制"。我们有很多时候都是在想办法控制我们的内在欲望,而不是想办法引导它,升华它。从心理学的角度来说,"控制"本身就是一种想着压抑内心所呈现欲望的状态,就是一种不舒服、容易出问题的状态。

田　原:你"控制"的时候,一定会造成内心的冲突。

谢泓瑶:对,其实这时候更多的应该是想:我想要做的,和我实际做的之间,为什么会产生这样的差异?而少去想我如何控制自己,去实现我想做的那个事情。为什么这样讲,这两种想法的角度是不一样的!

比如说我现在要做这个杯子,你老在那考虑我要做还是不要做呢,从理论上来讲我应该做,但从心理来讲我又不愿意做。

有没有发现,这个时候你已经消耗了很多能量,不仅仅是时间的问题了。因为已经消耗了很多能量,而你没有去实践它。有可能这个时候,你把这段时间拿来做杯子,已经做了两只杯子了。也许第一只是失败的,但第二只是成功的,这就是专注。

而大部分人所纠结的,往往就是在考虑问题的时候,不是想着接下来该怎么办,而是在考虑这件事,做错了,做对了。其实在做之前,讨论做错做对,往往没有任何意义。当然,这是一个价值观的问题。

田　原:控制与明了。这是一对美好的结合,如果还有专注,人生的多数疑难问题就都解决了。

8. 涌泉: 大地母亲的子宫

田　原:我们探讨一个比较有意思的话题,中医里边,头顶是"百会",脚底正中是"涌泉",但是我在采访符天昇的时候,从他们嘴边说出来的,却是"天仓"和"地漏",这两个名字起得非常有意思,道家里边有没有对它们的认识?

谢泓瑶:他是怎么解释这个问题的?

田　原:他认为呢,任督二脉,人体都是通的,只不过人体的气血到了一定的年龄，出现了懈怠，它会缓慢下来。这样的话，你要刺激它，让它工作，这是其一。第二个层面，任督二脉有它休息的时间，人跟太阳、跟天地是一个规律，比如太阳起来了，百会就要完全打开了。为什么百会叫"天仓"呢？它要吸收自然界所有的能量，从这里进来的。晚上睡觉的时候，这个天仓是闭合的，它也要休息。

然后"地漏"是干嘛的呢？地漏是你白天取下了这个能量之后，经过你身体的运转、代谢之后，它要从下边走掉，没有用的，排出去，然后地下的阴气，要从涌泉这边收上来。

如果让天仓地漏交汇，也就完成了任督二脉的交汇。但是当你的涌泉穴长期处于一种开放的状态，阴气就会吸收过重，阳气就要受侮，不能够达成它俩比较和谐的旋转，就会出问题，他讲的就是这个道理。那里的老百姓就是这样认为的，所以这个名字起得很漂亮，很精彩。

谢泓瑶： 这个"天仓"和"地漏"，其实是阳和阴的关系，这个在道家里边是有的。像我们下边本来属于阴，而阴和妈妈有关，和大地有关。像道家练功里边，都是从脚下吸取地球的滋阴之气，我们从头顶百会去吸收太阳的阳气，而二气相交于我们的腹部丹田，在丹田形成一个类似太极的东西，我们一般是这样去理解它的。

田　原： 很多练气功之人，是把丹田练得一团火热，很有能量、很坚硬的一种感觉。

谢泓瑶： 简单地理解，它就是一团气，一个能量体，你可以把它运转到全身，去调理身体的气，这是可以做到的。比如我感觉疲劳的时候，身体也会出现一些不舒服的点，我们就可以用到它。因为这团气，从道家的理解，带有太阳的阳气和地阴之气，它是个阴阳平衡体，它可以帮你去化解那些负面的能量。

田　原： 我想到麝香，为什么麝在腹部会有这么一个东西，人是否也能达到同样的状态。

谢泓瑶： 其实您说的麝香，可能还是跟牛黄，也就是胆结石那些东西类似。一般身体能量多的话，还是以气状存在的，它才可以运转到全身。如果物质化了，就要看他的性是否变化了，否则作用就不一样了！

田　原： 所以癌症也是一种能量。

谢泓瑶：任督二脉，它本来是通的。而大部分人青春期以后，开始堵了，从元气的层面来讲，就是开始泄了，泄的时候很多人不知道。比如说，道家里边，小便的时候要咬着牙小便，为什么这样呢？这样元气就不会泄得太厉害。所以你看道家讲养生，讲房室的时候就有一个说法，有三件事是泄阳气的：第一件是过度的性生活，这个一谈大家都明白。

第二件是出大汗。还有一个就是便秘的时候，使劲往下用力，那个过程泄阳气也是很厉害的。

为什么这样子认为呢？你有没有发现，整个任督二脉线路上，只有三个地方是有孔的：我们下阴有两个孔，上边有一个嘴，从物质的层面看任督二脉是断开的。

其实我们说话多了，也会泄阳气。

然后就是我们下边大便的问题，性的问题，小便的问题，这些都在任督二脉上。在这种泄的过程中，我们有很多时候又不太注重保养，就是一直从库房里边拿，没有补充，这个时候如果再加上寒湿的问题，身体内就会拥堵，就会病变。

地阴和天阳之间的关系，在道家里边还有一个说法，脚底的涌泉穴，因为它是地阴之气，从象来说的话，它一定是妈妈子宫里孕育出来的，而我们的阳气是从地阴的核心里出来的。而人体的地阴核心，就在脚底的涌泉穴。

所以为什么我们要从脚底刺激涌泉穴？从经络的角度来说，它是我们肾经起点的位置，但从道家里边阴阳关联来看，这个地方相当于妈妈的子宫，是阳气的生发之地；从人体来讲，阴气的极盛之地，就在脚底的涌泉穴上。

从涌泉穴慢慢生出阳气，生出一个完整的东西出来，最后慢慢升发到肾，为肾所用，肾把它转变成全身所用的正气，那么才能贯通全身，它有这样的一种状态与过程。

所以道家特别注重脚底，像我们有一个锻炼的方法，我们要翘脚走路，我们要打小腿肚子来锻炼他。这个小腿肚子在道家里边，称为第二"精库"。

田　原：怎么个打法？

谢泓瑶：就是用脚背，边走边打，把小腿肚子打得非常硬朗，但不是僵硬。在这样一种状态之下，你的身体的阳气就会在这份刺激锻炼下很好的生发和升发。

田　原：但是有些截肢的人，聚阴之地是不是也跟着转移了？

谢泓瑶：它不是转移，它有很多是断掉了。简单一点说，像现在女性得了子宫肌瘤之类的，他把你整个子宫割了，你人可能还活着，但是人的很多功能会发生衰败。最简单一个，内分泌系统紊乱了，没有生发之地了。

田　　原：没有基地了。如何看待子宫肌瘤的问题？

谢泓瑶：从我学到的一些方法，如果出现了子宫肌瘤，她子宫里边肯定是有一些瘀血，或者有气血的瘀积，除非她很痛了，我们先解决这个痛，否则我们治疗时想做的，就是补肾气。

在我们这一派里，都有一个观念，肾气不仅仅是能量，它还是一个推动力，推动力如果好，就算你哪个地方有些堵，它也不会出现大问题。

青少年就是这种情况，他能够运转起来，他肾气充足，比如说青少年的脾胃，吃了生冷的东西，他也会堵，但是那个堵往往不会很厉害，不会出现大问题。但是如果你后来因为泄，肾气不足了，然后你又堵得凶了，人就会得大病。

所以像子宫肌瘤，先是补肾气，补肾气的同时，我们要温暖它。在我们这一派，主要是用附子，当然这有一个前提，就是祛寒。从某种角度来说，寒是造成病的第一因素，我们会把它看得很重。稍微有一点点寒，其他事情别做，你先把寒给我去了。你甚至去到毛孔通畅都没问题，你把保暖做好了就行。

9. 年轻怕漏，老了怕崩

田　　原：我想为广大的女性朋友们问一个问题，在道家里边，在女性闭经前后，或者说更年期前后，是否有一个过渡性的方法？

谢泓瑶：更年期是个什么问题呢？女性朋友闭经了以后，身体能量的运转没有那么好了。有月经的时候，每个月都还有适当的运转调理的机会，向外排的机会。特别是闭经 2 年之后，各种和妇科有关联的疾病，就开始出来了，因为没有了调理"通"的机会。而那些练过女丹功的人，基本上没有所谓的更年期的感觉。

田　　原：怎么练这个女丹功？

谢泓瑶：它有一套方法，每天花个二三十分钟，在床上就可以完成。但是它有个前提，人能不能做到定心的问题，你能不能做到专注的问题。

田　原：这就是同气相求了，有缘的人自然静得下来。

谢泓瑶：但当你不能做到这个点的时候，同样的一个方法，可能就会有副作用。比如我举个例子，我们这一派常用的附片，附片没用好，那就是大毒。所以女性有些方法，如果你没做到那个份上，特别是还没有断经的时候，就有可能出现漏，那就麻烦了，有可能你血量上会出现一些问题。年轻怕漏，老了怕崩。所以有些方法是需要有基础的。

所以为什么在道家里边，或者说在中国传统文化里边，非常有意思的一点，讲究"师承"呢？因为我要根据你的每个阶段，手把手地教，它不是一个纯粹的理论能够讲明白的。

如果是讲座，我只讲大部分人可以通用的东西。但是有些功法，除非提前好几年就开始练，比如说有些生活习惯，一般人不一定能做到。

最简单地说，起居的问题，跟着"天亮天黑"来安排睡觉的问题，还有饮食习惯，就是"当地、当季、当时、当令"，这四个最基本的，你能不能做到？很多人是做不到的。还有忌生冷，比如说我们自己家里吃水果怎么吃？我们把水烧开了，把水果皮削了，把水果放里边蒸 1 ～ 2 分钟，蒸热了吃。不能吃生冷的。"生冷"就是造成我们脾胃伤害、能量拥堵的罪魁祸首之一。

田　原：我们回到现实的层面，您所接触的道家文化，人们最大的需求是什么？最不能理解、最不懂的又是什么？

谢泓瑶：就我在外边培训这么多年来讲，最需求的实际上是道家简单、实用的方式方法，你也不用讲太多，你也不用懂太多，你回去，特别是职业女性，穿高跟鞋的，回到家就别穿高跟鞋了，就翘脚走路，回去坚持泡脚，这些都是通用的，这些方法无论你身体再有变化，也不会造成太多的负面作用，这些是最受欢迎的，而且无论我到哪里，每一场讲堂，很多人都喜欢这个东西。

真正对这些东西看不懂的在哪里？中国人对道家和道教是没有区分的，很多人一听道家就以为是道教。第二个来讲，对里边讲一些理论的，比喻的东西，现代人听不懂。比如说我们讲心神的问题，其实中国古代讲的很多"神"，就是在某个方位，有一种能量在那边，你必须用一些科学的简单的语言，把它描述出来，他才能听得懂。

田　原：其实和中医的科普面临着同样的问题，大家还是需要一些比较实用的，真正能解决问题的方法。

谢泓瑶：我现在的出发点就是这样，我个人经验还是非常有限的，我通过影响到的一部分人，这部分人可以再去影响其他人，建立起他们和我之间的信任，他还会进一步跟我分享和探索，这样有一部分人会进入得更深，就以这样的方式，可能就只能靠这样的"星星之火"去燎原了。

田　原：道家文化，我们还需要更多的学习，越是优秀的文化，越是要解决人类的固有疑惑，和生命息息相关。谢院长年轻才俊，气色上佳，气定神闲，很有魅力。我有个愿望，让更多的年轻人和您交往，他们更需要和您这样的交流。

谢泓瑶：好！

"长篇纪实文学选载"连载文

中国民间中医抗癌纪实

（五）

"书稿读到一半的时候，我还感觉是在空谈。可慢慢读下去，我被作者的描写说服了，我被主人公的精神感染了，犹如重读徐迟的报告文学《哥德巴赫猜想》。由此说明，该书的写作是成功的。其成功在于阐述了一种理念：癌症是可治的，癌症病人相当多的是被医生吓死的，用中医的整体观念治疗癌症是疗效确实的。现在不是没有能治好癌病的医生和药物，而是没有纠正治癌错误理念的大师。该书正是在观念方面填补了有关空白。"

——资深编审 张年顺

编者记：

　　广东化州中医执业医师董草原，历经40余年艰苦探寻和实践，创建了"阴阳力致癌－治癌理论"，并取得了卓著疗效。

　　董氏认为：一切生命，不管高级、低级，都是以物质为基础，以阴阳力、即冷热力为动力。冷热力越大，物质和生命发展变化的范围越大，速度越快。"阴阳者，天地之道也，万物之纲纪，变化之父母，生杀之本始……"，阴阳力就是冷热力，它像纲纪一样地牵引和限制着物质的变化和生命的发展变化。人体内的正常细胞，之所以会质变成癌细胞，就是人体内部整体或局部的阴阳生命力，亢进增大的结果……同样，董氏以其"治癌先治热"、"癌症不宜攻补、宜解泻"、"一剂治整体"、"药物治、环境治、精神治三管齐下"等重要观点和方法，以其发明的中草药系列治癌药物，给众多癌症患者带来了福音。

　　——《中国中医药报》曾将其理论名之为"董氏中医学原理"。

　　为考察董草原治癌真相，本书作者三次奔赴岭南地区，对董草原其人、其治癌思想、产生和发展历程、临床治疗方法、及其治愈的数十名代表性患者，进行了较为全面、深入而细致的现场考察，前后持续二年，写成此书。考察结果完全可以证明：董草原的治癌思想是系统的，其理论见解是独到的，是行之有效的，也是完全能够立得住的。发前人所未见，想前人想不到，或不敢想，是他花费了几十年心血得出的结晶。

　　尤其是他对癌症的研究，对于"致癌－治癌"的观点和方法，对于中国文化原型的深刻体认，对生命科学规律的艰苦探寻和创建，独辟蹊径，有理有根，具有很高的学术价值和应用价值，同时，更具有建立人类新生命观的启蒙价值。

　　本书采用现场纪实的写作方式，对董草原其人、其思想、其中医药治癌行为进行了客观书写，杜绝虚构，时间、地点、人物完全真实，就是现实——当下时里的真人、真事，堪称百分之百纪实，具有一定的艺术感染力和思想穿透力。是目前国内外惟一一部针对癌症产生、治疗、校勘生活方式谬误、对人类命运充满忧思和关怀的前瞻性文学作品。

（续上期）

之五：不是癌，那是什么？

1

8日下午3点，董草原夫妇陪我一同驱车前往他家的药材基地。

这个被董草原称为"百草园"的药材基地我很是向往。前两次都没有看成，许是当时这片土地在打官司，可能不便于让我看。现在的情况可能好一些了。前天董小峰告诉我，这场打了近一年的"土地"官司近来有了转机，因为镇委领导将要换届，对新一届班子他们充满期望。按照以前签下的合同，这片土地使用权是永久的，因为地价上涨等因素，几位土地原主人要求大额补偿，而董家又没有这个补偿能力，对方就要毁约，于是就只能打官司。

当然我关心的不是土地，而是这片土地上种的药材。而且我意识到，它对董草原的治癌事业发展极为重要。

车子绕过高耸的尖岗岭，东北边连绵的稻田地里出现一片草木极为茂盛的开阔地。车子在围绕田间的土路上绕了大半圈，在一幢砖房院里停下。

砖房里住着两位工人，看护侍弄着这片园林。

据董草原介绍，这个基地面积是100亩，种有200多种中草药，其中很多种都是外边绝迹的，看不到的。

"像这种树，"董草原扯过面前一棵树的叶子，对我说，"认识它吗？"

我瞟了几眼，只能猜测它是南国的树木，当然不认识。

董草原"嗨"了一声，大声说："这就是猫尾木呀！"

我诧然——

终于见到了这种富于传奇色彩的治癌神药猫尾木了。

董草原接着介绍道："它就是治疗癌症的特效药，'消癌根'里它是主药。从前多的是，现在只我这园子里才有。"

我问："这里还有多少？"

董草原说："一万多株吧，已经培育了五六年，最大的才长到胳膊粗。"

我抚摸着树干，感叹说："真是珍稀物种了，应该好好保护才是。"

他又说："所以，我们在所有空地上全都种上了，诊所四周的园子里都是它。你没见到它开花呢，很神奇，是在半夜里开花。"

我说："半夜里开花，这怎么可能？"

董草原笑着咕哝了一句："可能，可能的事多着哩！"

这树太韧性了，枝干折成 90°以后仍不裂断，手一松，又弹回到原来状态。

"就是这株，当年我们把它从高州的灵山上移回来，已经 12 年了。"董草原很感慨，又补充说，"我家的院子里还有一株。后来都是这两株繁衍出来的。"

12 年才长成碗口粗，10 多米高，可见生长速度并不算快。

"早年这种树在岭南一带多得是，田畔山间都有，粗的可以用怀抱。由于它的全身是宝，花、果、叶、树皮、树根都能入药，清热解毒有特效，所以人们就不断地采、伐，甚至剥皮、挖根，花朵、树叶都采回去煲汤或熬粥喝。也就是几十年间的事，它们消失了，当时我们寻便山野，才找到了这两株，就把它当宝贝一样移植回来，让它开花结籽，种子落到地上，又种植培育，长出了这么一片。"

董草原用手指着那片高矮参差的猫尾木，又说："现在这些树可以供 1000 个癌症病人用药，再多就不够用了！"

"以后病人再多了怎么办？"我担心地问。

"以后？以后我也不知道怎么办！"董草原"嗨"了一声，就摘了一片树叶，放在嘴里，细细地嚼着、品味着……这是他的习惯，不管走到什么地域，他看到陌生的植物、树叶之类的，就要采下来放到嘴里品尝一下，然后说出它的药性，是寒、还是热，可以调理什么病。我曾经对他的这些说法表示怀疑，没经过药理和科学检验，怎么就敢断定其性能？他嘲讽说："你们现代人都被'科学'了，须知，科学只是一种认识工具和方法，它远不及人的感觉来得真实、准确。远古人懂科学吗？可是却发明了中草药！"

他就这样嚼着猫尾树叶，喜爱之情又溢于言表："你知道吧？这种树最奇特之处在于——它是'反季节'生长哩！"

盛夏时节的岭南，郁郁葱葱，百木竞秀，而唯有它的叶子全部掉光，一片都不剩，好像别人的夏天就是它的冬天，处于它生命的萎缩期。进入秋天了，它的叶子开始慢慢生长出来。到了冬天的中后期，也就是现在的季节，别的树都休息了，它反倒处于最茂盛的状态，自成一方荫凉，一树独秀，扇形的叶片翠绿发亮，尽情舒展，且错落有致。枝头开放着喇叭状的花朵，十分醒目，花朵外壁血红色，内壁却是嫩黄色的，中心有红色的花蕊环状交织。开过的花朵就结出果实，果实裂开处，可看到鲜红色的颗粒状的籽实，像石榴，也有点像人参花里含着的子实。等到春天来临，它的果实就会成熟，像棕色的猫尾巴一样，悠长地摇曳在春光里。

不仅如此，更奇特的是它的花朵白天萎缩，一到夜间就灿然开放，据说，尤其是子夜时间开得最盛、最为艳丽——这是一种什么样的道理使然呢？

自然万物的存在，都有其深沉的目的性……人类远远都没有参透。

2

夕阳的余辉从尖岗岭上映射下来，把这片药材基地上的植物渲染得五色纷披，煞是好看。一株一株的猫尾树，在渐暗的光线里都远远站成"卫士"模样，透着一股子特有的精神劲儿。我对这种神奇的树木产生强烈的好奇和喜爱，偷偷摘下几片叶子夹在笔记本里（可是两天之后看到，它们全都风干、碎裂了，显然它们不容人类肆意染指，更不愿意以"标本"的形式存在）。

看得出，此时的董草原心情特别的好，他指着基地南侧那排砖平房说："这里要建个中草药加工厂的，专门生产我那两个已经报批的专利药品，'消癌根'也可以批量生产，那时就可以救活更多的癌症病人。"

我指着尖岗岭下依山傍水的一片空地，问："那里的风水更好，你打算做什么？"

董草原说："是呀、是呀，那里准备建一个董草原中医学院，以培养中草药治癌的人才为主，纯粹中医的。旁边呢，就是配套的附属临床中医院。"

我问："那么你现在的诊所和癌症楼做什么？"

他说："早已经规划好了，那里就改建成一个癌病疗养院，专门供治愈的癌症病人在那里长期疗养。因为后期疗养很重要！"

停一停，他又说："我这里出院治愈率很高，但病人出院就以为彻底好了，就不守我的规矩了。结果，很大一部分人出去不久就复发或者死亡了。建这个疗养院，就能够解决这个环节发生的问题。"

我不忍打断他的话，等他说尽兴了，才发问道："你这仅仅是个蓝图规划，有多大的可操作性呢？"

董草原正色说："绝不是纸上谈兵。等新的'土地使用合同'签下来了，就可以招商引资。境内外有不少企业和投资公司都看好这个项目。地方政府已经表示要大力支持，也想把我这块事业做大成一个品牌。而且，广东省正在加快推进中医药大省战略，其中应该有我这一块。"

说着话，他又回过身去，用粤语和莫医生商量着。我听个大概，他用中草药配伍的健康饮料"五清茶"已经批下来，现在已经正式立项，并着手进行厂房基建等工作。

我插问："你为什么不做保健药品？以你的优势，市场前景将是相当广阔。"

董草原说："这个你不晓得，药品报批非常复杂，很难办下来。报饮料呢，我们茂名市就有权利批准。没办法，只能先走'曲线救民'的路子。"

看看，这就是董草原。他的头脑里不光装有宏大的生命科学理论，还装有现实的精明和狡黠，更不乏有"中国特色"的智慧。以他的这种智慧，天假以他时间——再活上 20 年，他这一动人的理想蓝图完全能够实现。

届时，众多的癌症病人就有福了、有救了。

当然，如果关于这片土地的这个官司不能打赢，他的这些规划目前就只能是梦想。

我只能在心里默念："但愿天佑董草原吧！"

3

我对猫尾树兴趣盎然，回到诊所后继续追问："我觉得这种树实在太奇特了，甚至有一种神秘的巫性，直抵造物之谜——"

董草原说："这个，一时也讲不清楚，咱们还是出去转转吧！"

前面说过，董家庄园里的所有空地，都是葱郁葱茏的植物。我原以为是热带气候中自然生成的，后来才知道这些都是中草药物，是董氏夫妇多年一手培育起来的。

董草原领着我，边看边讲："这个叫黑蛇藤，是祛风湿、补血用的，补红血球最好的药。白血球多、红血球少，吃它就能调过来。这个是龙眼树，北方人叫桂圆的，是一种补药，专门补心血，利于女人保胎。这个是水丝瓜，用它炖猪肝，专治红眼病。石榴，止泻，有收敛作用。大红花根泡水喝，利小便，治疗尿道炎、膀胱炎。花生的秆和根，用水沤烂了，晒干，收起来，对腹痛、十二指肠痛都有奇效。这个是木豆，加猪头皮煮汤喝，专治头风痛，就是曹操那个头痛。还有，这个是无花果树，用鲜果子清热、养阴是最好的。"

我看到，无花果树果然不开花，满枝干结着累累的果实，紫红色的果实，像蘑菇一样一簇一簇的结满枝干，看上去就很诱人。走过一片菜畦，董草原俯身掐起一片菜叶，问我是否认识？这个东西北方乡间也多得是，叫苋菜，早年我们也用水焯过了，用酱拌来吃。现在大多是喂猪用，猪很喜欢吃。此外应该没什么价值。董草原说："错了，这个苋菜加鲫鱼煲汤，是医肝炎的良药。还有这个，空心菜，专用来解蛇毒，被蛇咬了，吃它就没事了。"

走到门诊部东侧的那株五指艾树下，我问："这个树叶像人的 5 个手指，它有什么用？"

董草原"嗨"了一声，叹道："我小时候体弱多病，总是畏寒、闹肚子，是母亲找到了这种药，煲水来吃，医好了。我对它的感情最深，所以就在院子里种了好多。它是健胃祛湿的一种良药呀！"

这个院子堪称"百草园"了。

董草原得意道："一般常见病、急性病，在我这个院子里就可以搞定！"

他继而感叹着："大自然对人类多好呀，但是人们不认识，都懂得挣钱的本事，不懂得养命的本事。小学生首先要学的应该是养护身体和生命的知识，其次才是其他知识。生命养不好，其他知识都没用。"

"——其实，每一个人都可以当自己的医生啊。"董草原说。

我随之感叹："可是人们浑然不觉，只是寄希望于医院。其实医院治了你的病，但是救不了你的命。命运就掌握在我们自己手中。只是大多数人对此都处于蒙昧状态，也没有人做这个启蒙工作。"

董草原说："是的。说起来也很简单，最重要的是要了解自己的体质，至少要知道是寒性的还是热性的，这样就会慢慢建立起自己的一个标准，建立起一个阴阳平衡观念，用这个观念来养护生命非常重要。"

走进厨房西侧的园子里，我看到另一株高大的猫尾树，很醒目地耸立在丛林之中。董草原指着它说："这株猫尾木，就是最早移进来的那一棵。"

我估量这株树，有 20 米高，挺拔，坚韧，碧绿的的叶片成扇状对称排列，树干比碗口还粗，据说最粗时可以用怀抱，但看这种长势，应该还需要个百八十年。

看来它长得太慢了，可能是百年一轮回。

董草原也感叹着说："别小瞧这一株，它救活了不止 20 个癌症病人。好多老年人都知道用它降火降热。当年的医生也知道，但轻易不敢用，把握不好用量，就会适得其反，要死人的。所以，没有高深临床水平的医生是用不动的。后来的年轻人就不懂了，大批地采伐回去打家具，是材质坚韧的上好木料。"

我问："怎样把它用在'消癌根'里呢？"

董草原回答说："消癌根 1 号药、2 号药里都有，用它的根。根的药性最强！先放到阳光下晒干，用粉碎机打碎，碾成粉末，然后入药。它降癌火、祛癌热是最好的，现在也没有发现比它更强的药。五脏六腑的热都可以清下来，对大多数癌病都有效。用它的花朵煲猪肉粥，也是清热解毒的良药。"

"过去是 20 元一斤，有得是，现在 200 元一斤也买不到了！已经基本绝迹。"董草原连连摇头感叹，"太可惜了。"

4

吃完晚饭，我赶回住宅楼的四层。几天不见的董小峰正坐在三楼大厅他的办公桌前打字，我邀他上来谈一谈。这位 15 岁就出去辗转求学闯荡江湖的董家"少当家"，堪称是少年老成，对他家的治癌事业发展自有一番独到见地。

我想尽快和他谈完相关话题，明天还得起早赶路，应该早点休息。

很快，董小峰拿了一瓶啤酒，两包香烟上来了。一边往摆好的玻璃杯里慢慢注啤酒，一边抱歉地说："这几天外边事多，没能好好陪您，失礼了。"

原来，这几天他在跑"打官司"的事。董草原像个大侠般地独立孤行，常年在各地考察游荡，家里外头一应琐碎的事情他一概不管，也不屑于管。病人这一块，有莫医生。对于外部事物，包括处理与几级地方政府等一应复杂的关系，都由董小峰打理和摆平。

"这几天镇委换届，新调来的书记对我们这块事业很看重。我要趁热打铁，否则说不定什么时候又变了。"董小峰用力地吸了几口香烟，然后徐徐地吐出来，紧锁的眉头也舒展开来。这些天我也没见他怎么开心过，总是锁着眉头，心事重重。看来现在事情顺利，内心才有点舒朗。

一杯酒还没喝完，他的手机又响了。听了电话，他站起身来说："真是对不起，我姨夫去世了，让我们去给选墓地，我爸爸让我赶快下去。"

谈话还没有进入正题呢，我问："几点能回来？"

他说："两三个钟头差不多吧，您要是不累，回来咱们再谈。"

我心里想："回来就弄到下半夜去了。明天近6个小时的长途公共汽车可怎么熬？"现在没事可以早点睡觉，可又睡不着。在室内转了两圈儿，我忽然有一种冲动，于是就给董草原打电话，他们在楼下做出发准备，我问他："我想和你们一同去奔丧，不知道是否合适？"

电话里的董草原倒是很爽快："也没有什么不合适的，只是要贪晚。"

我赶紧披衣下楼。司机莫师傅正扯着树叶，大把大把地往车内座椅上撒，我问这是做什么？莫师傅说："这是规矩，都是这样做的。"

我猜想，可能是为了冲一冲丧气？岭南乡间的习俗规矩多得很，尤其是化州这一带偏僻之处。外来人需小心翼翼，以免冲犯了这些"规矩"，惹人心里不快。比如几天前，我见这里的庙实在太多，村口、河口、路口、沟口、山口等三角地带，都建有小庙，有的就是鸡窝大点的玩意，也有香火缭绕着。我随口说了一句："干嘛弄这些乌烟瘴气的东西？"一旁的董小峰听了这话，皱了皱眉，说："这您就不懂了。大凡这种地界儿，戾气都比较重，戾气重了就损害到人的精神和意识，建个庙能够聚敛些人气，把戾气冲淡一些。"被一个25岁的青年人视为"不懂"，我面上有些挂不住，不过旋即开释，不懂就是不懂，没必要不懂装懂。现在懂了，建庙、供奉什么神位是假，聚集人气、收敛人心、维护精神才是真意图。由此推及各种寺庙，显然也都应该具有这一功能。

看来，这些年我是过于"现实"了。而在这个"现实"之外，董草原，包括董小峰们有更多的关注和探求，他们有自己的一个"形而上"的世界，不夸张地讲，他们以其独有的视角与心性，能够透视现象界，而更接近本体。

就在半月前我刚到广州时，董草原带着小峰和小驹，父子三人也刚从湘鄂一带，包括湖北红安县，考察风水回来。并把一篇刚写好的论文给我看，名为《由158名将军故居想到的》，扫了一遍，其大致的逻辑是，这些将军的故居风水如何好，因为风水好，有那么一股子精神才得到维护和遗传，红安这地方才出了这么多的大人物。他又把刘少奇、曾国藩、左宗棠故居的数码照片翻给我看。老实说，我看不出什么名堂。见我不以为然的样子，董草原强调了一句："早年间这里肯定有个风水大师，是他选择出来的。今天的好生活也是托他们的福。"

我默然，不得其解。

5

董草原此行的任务，是为逝者选择墓地，主要是看"风水"。对此我抱有好奇心，我这是第一次看他"出现场"，看他究竟能勘破出什么东西来。

经过简短的见面程序，我们从逝者家中出来，随行人将一捆削尖的竹竿放进车里，带上所需的工具，一行人就驱车向山里开去。出村庄大约20分钟后，汽车在一座小桥旁停下，——前边路窄，车过不去了。下了车，在崎岖的山路又行走了十多分钟，到一座黑魆魆的山根下……我以为到地方了，不料随行的一个人走到前边，他像矿工一样头顶着一盏灯，灯光照射之下，眼见他奋臂挥舞着手中柴刀，在荆棘丛中砍出一条路来。还要爬山？我暗暗叫苦。从小在山区长大，爬山我倒不在乎，可是身穿的皮夹克和新皮鞋令我于心不忍。但又想，机会难得，豁出去了。

从前坡爬上去，位置不对，又从山顶下到后坡半山腰，董草原才让停下来。他站在那里，左顾右看着。

铲平一块凸起地上的杂草，有人拎来半袋大米，在地上放平稳，董草原掏出他行不离身的那个精致的小罗盘，在大米上摆平，再摆平，然后在手电光照射下，他俯下身去异常认真地察看罗盘，调整、校勘、选择着方位。

董小峰也俯身在地认真看，父子俩一边看、一边用方言神神叨叨地说着什么。

几次换位置，再调整，折腾有半个多小时，董草原"嗨"了一声，说："就是它了！"我挤过去，在灯光下很费力地看清罗盘，刚才我就看过一眼，指针最先指出的是"子午向"，也就是先确定出正南正北方向，顺着这一方向看下去，一侧有遮挡物，视野并不舒服。而现在，罗盘指针指出的是"乙辛向"，也就是偏西北——东南向。

董草原让人按此向——两端各钉下去一根竹竿，在两竿之间牵上条细线绳。他站起身，按罗盘指针再仔细校正绳标，直到两者完全重合在一线上，坟墓的朝向才最终被明确出来。

我站到这一朝向上放眼望去，月色疏朗，能看到山下很远处，有一条小河闪闪发亮蜿蜒而过。左、右两侧，各有一条山脊次第延伸下去，像两条臂膀，护着半山间"我们"所在之处，感觉十分安泰、稳妥。显而易见，这两个"向度"带给人的感受和心境是不一样的。

董草原让人用镐尖沿着线绳在地上钩出一条线迹，然后说："福地选好了！"说完就坐到一旁去吸水烟了，"呼噜、呼噜"的水泡音短促而清晰。

此时他用的这个带英文字母的水烟袋，就是 2000 年他在香港获得"21 世纪封面新闻人物金奖"之后，很激动，很想吸烟，又没有烟筒，于是在会场里寻到的那个饮料瓶子，弄成的简易而又方便携带的水烟筒。此后视若宝贝，须臾不离身。我忽然颖悟到，这种水烟袋确乎很"科学"，水在下面，烟在上面，"呼噜、呼噜"之时，吸入体内的烟气都经过水气的溶合与过滤，就会阴阳调和，冷热适中，应了八卦思维里的"水火既济"。

"阴阳"玄妙吗？它就是这样渗透在中国人的日常细节内部，自觉与不自觉当中，让我们的生活能够有"法"可依，让我们的生命能够循"道"而行。

——我还在看着地上划出的这条"沟线"，有些发怔。生死之间一线牵，这条线分出了"阴、阳"两界，可是两界的人未必都懂阴阳。因此，董草原成了建立起两者关系的惟一的中介"人"。

在"叮叮当当"的锹镐声中，我们开始下山。走到山底小桥那边，回头望山半腰的灯火，愈发觉出"那个"位置的开明与正确性。我想起董草原曾经说过的话："看风水其实是为了通人性，风水好，人性才开通。"

但我还是没有参透。更多的，他也不对外人说。

只是在那一刻，许是场面里那种肃穆的气氛令我顿然悟出，董草原确乎近乎一个"神"人。东西方神话中"取火"的人，不管燧人氏，还是普罗米修斯，人类都尊其为神。连现代能够给人、事、物取名命名的人，都会得到一种极高的敬重。敬重的是一种威权，更是他后面附有的那一种力量，当这种力量超出人力范畴时，人们也只能视其为"神力"了。

能够取火、取名者尚且如此，那么能够"取向"的人，不是"神"人是什么？

只有远古时代的黄帝，造出司南车，给天地定出东南西北等 12 个方向，也就是以 12 大星座对应十二地支，然后得出 12 个方位。此后无人能够取出新的方向，随便取出的"向"也不灵，也无人信服，缺乏"神授"的威权，这个"向"也是立不住的。

董草原为什么能取出"向"来，并让人信服，甚至信仰他？为什么取出"这个"向，而不是"那个"向？当然都源于他身后博大精深的古老风水学说。

我一直很在意董草原的"风水"观。他说过，他的子女们可以不学中医，甚至可以不学他的治癌理论，但是他的"风水学说"必须要让他们继承下来，否则就成"绝学"了。这是中国文化的极大损失。我再三追问，他只是说出 "风水"与疾病之间的关系，也就是"风水"对人体的内向化过程：外界山水风物声色——进入五官——作用大脑——作用脏腑神经——引起内机能变化——导致疾病。致病因素也是治病因素，反之，如果风水好，疾病就可以得到逆转或避免，现代西医的理化药物等治病因素也是致病因素，产生诸多医源性和药源性疾病。与中医相对，围绕疾病问题，两者及两者之间又各自呈现出几组悖论关系……

——而选择风水的好坏，就成了一门很大的学问，这也就是董草原治癌、治病，及其生命理论的"机点"所在。

当然，这个"风水"致病与治病的作用是间接的，不是可以直接证明的。因此我反对他的"风水决定论"。

但他仍坚持这一观点。想必其中还有我所未参透的玄机。我屡次试图引导他用现代话语道出"风水决定论"的真谛，他说不出，面带躲闪之意。我视其以"绝学"不愿外传为由，他说不是的。那么，就只能是现代意识所难能触及的那种形而上的所谓神力、"自然神明"，或者说是一种"超自然力"了。

我这样说时，他突然嚷了起来："怎么是超自然的？实际就是自然力呀！"——他好像一下子找到了一种本质上的感觉。

董草原说得很准确。被今人所轻视的中国传统文化中的医、卜、星、相、风水学等，其实所探究、所领悟的无一不是自然力、自然生命力。他竭半生之心血为之努力的，无非就是想勘破外界物自体——与人自身两种自然生命力之间的精妙关系。

他也正是从"自然力"入手，来认识和治疗癌症，来探究整体意义上的生命科学。因此，他的观念和方法论其实是非常客观而科学的。

只是现代人已经丧失了这一认知能力，现代科学手段难于触及到而已。认识不到当然不等于不存在。现代人及其发明的科学不可能战胜大自然。自然力当然就是"决定论"。

——因此，也可以说他是个通"神"的"自然"人。这个"神"不是神化的神，而是远古中华文明中的那么一股子"精神"，传到他身上，几成时代遗音，或空谷绝响。

返程时已经是深夜，董草原哼起了民间小调，明显有些兴奋。

我问他："比医好一个病人还要兴奋？"

他说："是呀，是做了一首好诗那般高兴。你想呀，取出一个好'向'，这一大家族的平安兴旺就有了精神保障，和谐了家庭，和谐了社会，这是个大功德呀！"

他得意洋洋的有些发挥过度。

6

下了车，已是深夜子时，身心俱感疲惫，新买的牛皮靴被扎破了两个口子，皮夹克也被荆棘挂得"伤痕"累累。我正要进楼休息，董草原却叫住我说："你快来看，猫尾木开花了！"

顺着他的手指的方向，是厨房西侧的园子里，在一盏不是很明亮的夜灯照射下，那株高耸的、卓然而立的猫尾树，竟然开花了！在枝头、在子夜清寂的气氛里灿然盛开，不，简直就是怒放！孑然独立、寂然之中，充满了巫性。

想到 "巫性"一词，我的心头一震——走到近前去看，它白天低垂的像一个倒置梨形的花朵，现在是翘然开放，在上方斜射下来的灯光照耀下显得分外娇艳醒目，粉红色的花心也似乎在瞬间全部敞开——

愣了片刻，我突然省悟到，它太像个女性的子宫了。

这个艳丽的"子宫"，在冬夜这个"子时"里开放意味着什么？是为了与大地所蓄的阳气媾合？是为了承接黎明前的甘露？尔后在其花蕊之间悄然完成受孕过程，直到天亮灿然不再，枯萎时已成籽实？

转望耸立在暗夜深处的那座"癌症楼"——另一个"子宫"，我转念想到老子那句谶语：反者道之动，这两者之间究竟蕴涵着什么样的易理和生命玄机啊？

参不透，造物之精妙。

易，无思也，无为也，寂然不动，感而遂通天下。

又想到黎明将至，它将要凋谢，心头不禁恻隐——蓦然回首间，我看到，回光返照之中，茕然而立的猫尾木，此刻孤独堪殇，正呈现出一种绝望之美。

7

12月9号。

一觉醒来，已经早晨8点多了。赶忙起床，洗把脸，到厨房喝了碗白粥，然后收拾行囊，赶9点钟去广州的大巴车。从这里赶到化州城里还要半个小时，时间很紧张。莫师傅已经发动了汽车，我把箱子和手提电脑放进后箱，刚要上车，忽然想起一件事，我应该去和武大个告个别，也是为了留下他的电话号码。因为上次见到那个17岁的男孩——肝癌晚期患者，当时的场景每每想起都令我有些心痛,他那貌似安宁却显然已经在涣散的生命状态,他掩饰不住的目光深处的生命伤感,还有他母亲绝望地将脸贴着儿子隆起的腹部,等等细节,叫我至今不能释怀。他只抓了药回去了,由于没留电话号,诊所也无法与他联络,至今生死不明。

——今天我不能再留下这种遗憾。因此我快步走向癌症楼,直奔101号病房。

房内光线明亮,武大个已经下床,能够用双脚在地上缓慢地移动了,只不过他的脸色似乎更黑暗了一些。武父不在,武母正在从厨房给他端出早餐,一碗田鸡肉煲粥,一盘清炒萝卜苗。见我进来,他黑暗的脸上有一丝欣喜透出来,让人感受到一点生命的光芒——从他近于死灭的机能中一点点被焕发出来。多么不容易啊。说明我的意图,武大个很高兴地答应着,在他手机上摁了我的电话号码,然后打进来。看我在这个号码上要写名字的时候,武大个突然说:"赵老师,我和父母商量过了,你要发表文章的时候,就用我的真名。我得了癌症却没有死,又在这里活过来了,这都是事实,是光明正大的事,没必要用化名,就用我的真名,我叫武伟峰。"武伟峰已经有些明亮的目光看着我,语气缓慢,但很坚决。

告别武伟峰,走出101房间,抬头看见西边居然还有半轮残月,冰清玉洁,隐在蓝色的天穹之上。我忽然想起,那天晚上也有新月如钩,停泊在回型楼的天顶……平生第一次住进陌生的"癌症楼",诸多感触令人难忘,那天的武伟峰双脚已然踏进地狱之门,今天却能够尝试走动了。他的新生的目光令我为之感动,但同时也为之恻然,因为昨天董草原说过,他的病仍不乐观,3个月的腹水时间过长,坏死的细胞面积太大,整体生命机能的恢复仍将十分艰难。

即将走出这座"子宫"般的癌症楼,我内心忽然产生一种婴儿对母体般的依恋感,令我驻足不忍离去。诸多的生命在这里停泊着,生死在一线之间……只因为有了董草原,有了那些富于生灵气韵的中草药,魂魄才有希望得以皈依,癌症也不再令人恐惧……回头往楼上看,三楼我住的那间301病房,好像住进去了新的病人。二楼,回廊转角处,几位病友又聚在了一起,带导演帽的那位"纪检"李先生也在,像是在等查房之后又要开"喜乐汇"吧!

我不想去惊动他们。我在内心里默默地祝愿他们早日恢复健康生命。

8

2008 年 12 月 24 日。

北京，平安夜。

夜间 11 点钟，我接到董草原的电话。他明天上午将到北京，参加中医药方面的一个颁奖会。

21 号那天，他刚应邀出席了广东电视台"欢乐珠江新年晚会"的节目录制。他曾经打电话让我在广州等他，最好一同出席。我知道，他希望我去感受一下，也是做一个现场见证。近一年的频繁接触，我们已经建立起友谊，无形当中我已经成为他孤身长旅的一个算是知心的见证者。我不忍拂他的好意，但我有些怵于公众场合。加之年底事情繁多，我还是于 19 日那天匆忙返回了北京。

私下里的原因是，这一段时间的奔波劳累，我的身体已经扛不住了，想赶快回家休息几天。跟他在一起时间长了也实在是累。结果，还没睡上几个囫囵觉，他接踵而至又"杀奔"北京来了。

想着他一把子年岁，总是孤身一人在长途火车里默默吸水烟的情景，我的心情就轻松不起来。我算过，他每年至少有一小半时间是在火车上度过的。出走，就是这样连续不断地出走。没有官方指派，也没承担什么科研单位课题，当然也没有经费和体制支持，他只是凭着一颗"求真"之心，揣着他自己赋予自身的使命，以其年奔 70 岁的高龄和一副瘦弱身躯，以其独有的东方式的智慧和参悟方式，常年跋涉在中国广袤的土地上，去考察、去探寻他所认为的真理，在更广义的时空里论证他的"生命科学"，包括完善他的治癌理论，以求给同胞带来更大的福祉。尽管这类似一个堂吉诃德式的幻象，一个虽经他初步证实但又根本不可能实现的巨大虚构，但是仍决然而行，无怨无悔。

而且，他还不能坐飞机，一上飞机就晕。坐奔驰、宝马等类豪华轿车也晕，吐得一塌糊涂。就坐他那辆破旧的越野车不晕，但车里不能收拾得太干净，要有一股子土腥味——他闻着土味儿就好受，接上"地气"心里才踏实。这也许是他常年赤脚穿拖鞋的一个内在根由吧。

——唯有在逛荡的火车上才文思泉涌，他的好多奇思妙想就是在火车上产生的。在火车上有了想法，就下车去践行，然后又回到火车上构思，构思成熟就下车找个旅店执笔写作。他的大量文章就是这样"生产"出来的。

也许是意识到自己已近高龄，生命时间紧迫，2008 年以来，他暗暗加快了自己工作的节奏，不断地出走考察，不断地思考写作，仅这一年间，他就写作和发表了 13 篇关于"生命科学"方面的论文，其中一篇《石器是玩具而不是工具》，还被《中国周刊》发表了。

——几乎每一次接他电话，他都是人在旅途之中。他对"旅途"的贪恋令人不解。当然，他也没条件开专列，其间买票、赶车、挤车等等诸多劳什子问题，让我想一想脑袋就发胀。

"火车好呀，就这样逛荡、逛荡，像摇篮一样好睡觉。"他说在家里是经常失眠的，一上火车就睡得香。

此时，我的脑海里忽然又浮现出岭南的老水牛——在水塘里探着颈子缓慢移动着的经典画面。后来，又多次见到伫立在地面上的水牛，令人奇怪的是，它也无一例外地总是勉力地向前方探着颈子。

此时我悟出，这可能是它因水面而形成的一种本能姿势，它一直为虚拟中的水面而活着……

电话中，他告诉我，中国协和医科大学的陆莉娜教授，也就是他在 2000 年治愈的那位肝癌病人，近期刚从美国回到北京。问我是否想见一面？

这位陆教授已经在前文介绍过了。当年患了肝癌，知道自己将不久于人世，于是自己写好了悼词——一篇"用激情和坚持面对人生"的长文，在博士生课堂上宣读，并刊登在协和医科大学《校报》上，随后认识了董草原，并接受了他的治疗方法。

尤为难得的是，身为协和医科大学的教授、博士生导师、系主任，在"协和"这样一个中国顶级的"西方医学"环境中，能接受董草原这样一个"民间中医人"，并用他的方法治疗自己，足见她的眼光和勇气——有很多阻力，不是她想接受就能接受的。

详细情况在本书"中篇"部分已经介绍，在此不多说。让我一直疑惑的是，我曾经几次提出能否见一下陆教授？因为她很有代表性，董草原都以"她在美国"搪塞过去。我想可能是有不便的理由，或者另有隐情，因此没再强求。但是始终为之存疑。

现在他主动联系并安排好了，我岂有不见之理呢！

9

25 日晚 6 时。

我们驱车赶往北京东四环外的望京新城。圣诞节，无数的车流人流都向城内汇集，路根本行不通。我们只能换乘十三号城铁。等找到望京花园的陆莉娜家里时，已经迟到了半个多小时。

董草原早到了，正坐在客厅里，全神贯注地为慕名而来的一位病人诊病，听介绍说是北方交通大学的一位教授。人多语杂，我自然也不便多问。

满头秀发的陆莉娜教授与田原一见如故，热情地拥抱，声音清脆，语速很快。两个女人一台戏。被她们的热情感染，大家都笑着。介绍我时，陆莉娜眼镜后面的目光热情、明亮，摇着我的手说："感谢你们呀，如此关注董医生，关注中医！"言已，这位协和医科大学教授好像已经变成了一位中医业内人士。

机敏的董草原在一边大声调侃说："错了，你的立场站错了。"

大家笑得更开心了。

里里外外忙着端茶、送水果，陆莉娜身手利落，反应敏捷，怎么看也不像是患过癌症的 73 岁的老人，与我想象中的完全不同。直到现在，我也仍然说不清楚董草原治癌的中草药里究竟有什么"灵丹妙药"？因为他不仅治好了癌，还能够让人垂死之后获得全新的生命状态，简直称得上是脱胎换骨，普遍变得如此年轻，让人艳羡。

已经到了晚饭时间，陆教授的爱人张舒勃先生请我们去吃老北京涮羊肉。

出门前我注意到，陆莉娜拿出一件军大衣给董草原披上。北京的三九天儿，我们穿厚毛衣还冷得发抖，而董草原仍穿着他那套蓝色工作服单衣，可能里面只套一层线衣吧。我们称赞陆教授的细心。陆莉娜说："就知道他这样，所以是专给他预备的。每次都这样。在我这里就要管他，离开我这里就不管了，有小琼呢！"

张先生是北京工业大学的教授，也一直在关注着董草原的治癌事业。他还带了一瓶他自己兑制的老二锅头白酒，让董草原暖暖身子。

经过交谈得知，2003 年北京社会科学院聘请董草原为特邀研究员之后，又依据他的研究方向成立了"生命科学研究所"，聘任董草原为研究所执行所长。但董草原行而不执，并不到任。他特立独行、信马由缰习惯了，不可能安于一个位置关起门来做学问。北京他也住不惯，说是没有那股子"土腥味"，感觉很不爽，还是出去当他的"游方郎中"好。就把新成立的研究所扔在那里不管了。没办法，就由刚刚退休的陆莉娜教授接任过去。课题研究方向也相应调整到"生命文化"

方面。

席间，我问陆莉娜："这个'生命文化'是个什么概念？"

正在专心吃饭的陆莉娜停下来，我注意到，她几乎不动羊肉，很认真地选拣着蔬菜，吃得极为细致。

听了我的问话，她才放下筷子，略微沉思一下，然后回答说："说起来，这个概念也是受董医生的启发而得来的。"

她用纸巾擦拭完眼镜，继续说："在董医生给我治病期间，我就注意到，他治癌的思想依据不单纯是医学的，包括中医学和西医学意义上的，都不是。他源于广义的文化背景，包括哲学、历史学、伦理学、人类学，乃至古老的医、卜、星、相、风水学等各学科。也就是说，是一个整体意义上的生命关系问题，以上各种关系构成现代人类的生命本质。从这一视角研究它们与身体、与疾病之间的关系，在中国还是个新领域，也是一个该提到议程上来的重要课题。"

停了片刻，她又说："这些已经不仅仅是科学了——'科学'一词我们国内应用得很泛滥，也有失确切，而用'文化'一词则更能涵盖这些生命关系。由此，我们将'生命科学研究所'调整为'生命文化研究所'。这一点，也是经董医生所认同的。"

我问："现在这个研究所还是官方主办的吗？有哪些成员？"

陆莉娜说："不是，我们已经改为民政部门注册，属于民办学术团体，也不要政府投资。这样会更自由、更客观些。课题组成员来自在京各大院校、科研院所、专家学者和资深人士，大家分头研究，定期立会讨论。已经出版了9部具有前瞻性的学术专著。"

我仍然不太理解，她（他）们这样自发地组织起来研究"生命文化"，靠的是什么热情？不图名，不图利，想达到什么学术目的吗？

陆莉娜说："客观地讲，我们这些人名望和资历都不算浅了，每一个不说著作等身也差不多吧。尤其到了这个年龄，根本不在乎名和利，就是想在有生之年多做一点有益于社会的实事，也是受董医生的精神感染的。从这一个角度说，其实我们也是为了在更广义的层面上来证明董医生的理论价值和方向。因为社会需要他，众多的癌症患者也需要他。"

张教授劝酒，董草原吸着鼻子尝了一小杯之后就不再喝。回手从身挎的小黄挎包里取出一个矿泉水瓶子——我知道，里边装的是他自制的药酒，要感冒了，喝一口就好。已经感冒了，喝上3次也保准好。他曾送过我一瓶，在广东辗转奔波的20多天里竟然没感冒。只是回来临上飞机前被安检截下了，想起来很可惜。

陆莉娜讲完话，大家就议论他那个印有"为人民服务"的小挎包，说已经成了他的标志物。我公布说那里面装着他的 3 件宝贝，都各有其妙用。一个罗盘，可以保证他走到哪里看看"风水"就有饭吃。一架小数码照相机，可以拍下他的考察现场，回来就是一篇寻幽探微的论文。一瓶药酒，可以保证他轻易不会得病。

董草原得意地拍着小挎包说："这里面不是宝贝，是武器，有了它，走马悬壶，走遍天下我都不怕！"

10

时间不早了。陆莉娜打断大家说笑，问我关注董草原什么？如何评价他的理论？

这个问题很大，一时也说不清。

我想了想，只能举例说，12 月 9 日我离开化州，因为他 "择日子"说 10 日是申日，按"星占"观点，这一天对男人不利，尤其不宜结婚安床。缘于这一天大地阴气最重，而阳气将绝……

"以前我认为这是迷信，是巫而玄之那一套。可当他讲明——这一天阴气之所以最重，是因为地球与太阳的运行角度所决定的。所谓'择日子'，择的其实是星天物候对生命体的潜在影响，我就恍然认识到，这不是迷信，而是科学了。某一天、某一地域因天体运行都生有特定的物候，这个'物候'里只适应某些动植物或人类的某些行为，应该'应天道而行'。逆天道而行之，则必然要有损害。这其实是最普通的道理，也是最大的科学。只是现代人还认识不到这个'科学'。现代科学可以探索火星，但也无力抵达'天道'这个本体，因为无力认知，所以就笼而统之称为'迷信'，或巫而玄之。

——对中医药、对中国上古文化尤其是这样。"

"由此，对董草原先生竭其一生心血所探寻到的诸多道理和理论，我只能暂时概称其为'大生命观'。因为，他眼中的生命体不只是生理意义上的，他将其放大到宇宙时空当中去求证其中的诸多关系，从而达到对生命、对疾病新的更深的认知，并寻找出新的策应方法。他的视点是整体意义上的，为了治愈癌症，又不仅仅是治愈癌症，而是通过"治癌"反证出新的生命本体，他开出的每一个草药方也不仅仅是为了治病，而是接通人与自然力的尝试与证实。他自觉地应用中国传统智慧测绘着人类新的生命图景，其本质是生命文化。陆教授现在所开的课题其实也是结论性的，他治癌的理论和实践已经做出了充分证明。"

停了停，我又补充说："当然，从现实层面上来看，他的价值并不仅仅在于发现癌病的成因和治疗癌症的方法，重要的是他的思想将唤醒人们对身体的自知之明，对生命的自主自救意识，去掉被动的态度，做自己身体的主人。"

说到这里，我对董草原说："这只是我的片面看法，未必准确。"

董草原的表情肃穆，他大口地吸着水烟，我感觉他的情绪有些波动。

他目光闪烁着，看着窗外说："你们说复杂了，没有那么神奇。神奇的也不是我，是大自然，我不过是把大自然的神奇以中医药的方式破译和传达出来了而已。具体说，我只是想打通人与自然力之间的隔阂。我只相信，人类有一种病，大自然里就有一种能治好这个病的方法，并有密码可寻。如果没有这个密码，人类有史以来就不能存在到今天。这都是天道安排的。可怜的是，我为了找到和破译这些个'遗传密码'，费尽了一生的努力，却不被理解，并为此遭受了太多的磨难……"

说到这里，董草原眼里已经含满泪水。

明亮的灯光下，我发现此刻的董草原显得很憔悴，甚至有些苍老。停了片刻，又见他挥手到脸上抹了一把，甩甩手，叹了口气说："嗨呀，说这些有什么用！"

分手时，他告诉我说："明天去西藏。"

我愣了一下，问："去那里干什么？"

他说："去'堪舆'青藏高原呀，那个'曾经沧海变高山'的地方，想必有生命密码可循。包括我一直在怀疑的'高原反应'，应该不是缺氧所导致，而是高原气候反差太大，冷、热骤然变化所导致。人体遇热时毛孔扩张，遇冷时皮表毛细血管突然收缩，使里面的血液倒流，无法正常循环，不适应时，就引起内机能失调，出现窒息现象。因此，所谓的高原反应，很可能就是一种由冷热骤然变化所引发的一种特殊性感冒。"

他再一次强调："生命的根本，就在于血液能否正常循环。"

他一直不忘他的"阴阳—冷热"理论大法，并力争用它去认证未知的疾病和生命现象。为此不惜以早过花甲的高龄，去实地予以"切身"体验——或许他意识到自己毕竟来日无多，对自己的思想能否被更多人接受而感到绝望？因此一意孤行。如董仲舒所言，正其义不谋其利，明其道不计其功，"明知不可为而为之"，甘愿做一个中医文化的殉道者？

说走就走，他已经买好了北京—格尔木的火车票。

我们已经上车，回头看，见他与陆莉娜推辞那件军大衣，陆莉娜执意让他穿走，最后他还是坚辞不受，就穿着那身单薄的蓝色工作服，走进扑面而来的寒风里。我有些担心他如何受得了高原的严寒？又想到他那野草般顽强的生命力，也就随之释然——目送他扬着头，甩着两条胳臂大步前行着，在北京的街头如同趟着西部的原野……直到他孤傲的身影远去，消失，一个不祥的预感突然令我心底发冷：此行，他如果回不来了可怎么办？

11

回到家中又近深夜，心情仍然无法平静。于是坐下来，翻弄着那部已经读完的小说《癌症楼》。我发现，我还是读得太急切了，被故事情节牵制着，被人物境遇感染着，而忽略了其他。

比如我发现，第三十三章的题目叫"顺利的结局"，可接下来三十四章的题目又叫"结局也比较悲惨"，第三十五章的题目叫"创世的第一天"，而三十六章的题目又叫"也是最后一天"。单数上的题目是确定性的，而复数上的题目又予以否定，这分明是一种有意地悖论式设置，使之趋向一种悖谬化的生命结局。这种结构，又如同一部命题宏大的交响乐，尾声时需要不断地回环再现，使主题精神在更大的情感时空中得以开展、再现和深化，因此令我读罢而不能掩卷，历时而难以释怀，包括他第一章突兀而出的题目"根本不是癌"——"不是癌，那是什么？"包括"什么"二字下边那两个黑色小圆点——幽灵般的重点号——所强调或暗示的究竟又是什么？

书中没有给出答案。

但答案又恍然似在其中。

——沉思良久，我忽然想起索翁说过的一句话，大意是，人得了癌症难以存活，一个社会机体充塞着"非正常"的毒瘤，又如何能健康存在？

我明白了，从这个意义上来看，这部《癌症楼》所着意探寻的，绝非仅仅是生理意义上的癌症，而是在探究人、人与社会关系间的癌瘤发生的病理学，或曰"疾病伦理学"根源……

那么，相对于我们当下的"癌症现实"来说，是否也存有这种"伦理学"根源呢？

答案是肯定的。

比如，在历时年余的对董草原的采访过程中，我感触最深的就是"正常"与"反常"的问题，所谓"正常"和"反常"与癌症以及健康之间的关系问题。究竟什么是"正常"？什么又是"反常"？二者的伦理边界在哪里？失去了这种伦理标准或分界的生活会是什么样子？

我还记得，早在 1993 年，1600 多位世界著名科学家，包括 102 位诺贝尔奖获得者，曾经联名签署了一份全球性的伦理宣言"对人类的警告"。宣言首先指出："人类和自然界正在发生冲突……这可能使人类无法按照我们所知道的方式继续维持生命"。

宣言警告，人类将面临大灾难，臭氧层变薄、空气污染、水资源匮乏、海洋污染、土地荒漠化、森林浩劫、物种锐减等是最大的危险，强调"需要一种新伦理，这种伦理必须驱动一个伟大运动，说服不情愿的领袖们和不情愿的政府，以及不情愿的人民，自己来实现必须的改变"。

人类何以能拯救自身？未来出路在哪里？

日渐悖谬的高科技开不出药方，现代化进程中脱落的伦理传统早成遗世回响，物质主义已然带来诸多灾难性后果，人类终将成为自己欲望的牺牲品……譬如我们目前单纯追求的 GDP，目标就是癌细胞裂变式的增长，再增长，为了增长，就需要调动欲望，由欲望驱动——于是消费主义、享乐主义、物质主义种种原为华夏文明所不齿的"乱伦"行为就都合乎伦理了。于是几乎所有现代型社会，都出现道德沦丧、犯罪猖獗、精神空虚、癌症流行，概因为现代生活方式都要靠调动欲望来刺激增长。于是整个世界已经变成一个急剧增长的、庞大的"癌症体"，为增长而不惜损害他人、他国，不惜牺牲身体、心灵，不惜牺牲环境、资源，乃至最终毁灭未来。

人类的占有欲望无穷无尽，由此走向自身毁灭的"天命"也就无法逆转，只能这样陷入以欲望为原点的恶性循环当中，最终走向万劫不复的悲剧性结局。

换一种内视角，我们不妨站在癌症的立场上，从内部看看它的裂变过程吧！"——癌细胞吸收营养能力强，依靠榨取正常细胞养分来保证自身的增长和发展。发展了，肿瘤内部功能分化了，分化出都市、乡村，分化出悬殊的贫富差距，分化出第一世界、第三世界，分化出汽车、道路，分化出电脑、手机，然后，再无限制地各自继续分化下去，然后，这个恶性肿瘤所寄生的主体——地球——干枯了，身体被吸干了，然后，这个恶性肿瘤死亡了。再然后，人类也就要灭亡了。灭亡之际，我们才幡然醒悟，原来这个过程就叫文明——肿瘤的文明。"

资本社会的文明就是一种"癌症化文明"。

这种由资本导致的所谓现代工业文明已经严重触犯了大自然的伦理尊严，我们所谓的现代化生活，包括"改造自然"的观念，已经全面突破了伦理边界，导致人类面临着双重困境：人与自然之间关系恶化的——生态伦理困境，人与人之间关系异化的——社会伦理困境。而董草原的治癌实践，就像一面镜子，折射出来的就是这种"伦理失调症"，也就是我们赖以维系的"伦理系统"出了问题，人与自身之间、人与人之间、人与社会之间、人与自然之间的伦理关系都发生了悖谬。

癌症——就是以上种种悖谬所纠聚而成的一个必然结果。

或曰是"现代性"与生俱来的悖论所导致。

诚然，面对这样的癌症化文明，董草原也开不出有效药方，但他提供出了改变这种悖论化生活的一种新的可能——隐于自然现象界之后的那种主运化、决兴衰的力量是被我们一直忽视的，也就是自然以及"自然力"。

——这个"自然"可以理解为自然伦理，或可称其为天伦，我们的生活方式已经违悖了天伦！

——这个"自然力"更可以理解为我们中国人自古以来所说的"天道"，天道不容悖逆，人类应该在"天道"下面自我反思！

我们这种不顾自然，只顾自己快乐的生活方式有问题。我们追求和占有物质的欲求太急切了，我们过于主观的以自我为中心的生活观念太自私、也太放肆了。能不能循"天伦"而自律？能不能依"天道"而生活？重新返归太阳的视角，做到法于阴阳，调于四时，食饮有节，起居有常，不妄作劳，从而过一种简约的、道德化的"正常"生活方式呢？

还是古人说得好："道之大，源自于天，天不变，道亦不变"，太阳是天，太阳运行变化的规律就是"天道"，也就是太阳给生命立下的规矩。太阳不变，生命发生、发展、运行、变化的规律就不会变，地球上的人类和所有的生命体只有遵循"天道"这一根本规律，才能够正常地生存和发展下去。所谓人法地、地法天、天法道、道法自然，自然已然。

反之，必然会遭到报应。

癌症就是一种"报应"。它与我们反常的生活方式，也就是衣食住行密切相关。

这就需要我们从当下入手，从每个人自身做起，反思、甄别我们的生存方式，究竟有哪些"非正常"的做法仍然貌似"正常"在进行着？

仅举一例。如专家警示，现在癌症的发病率已经上升到 25%，并呈现继续上升趋势，其中 58% 直接来源于生活方式污染。就在当下，全球每年生产出 300 万种个人护理用品和家居清洁用品，其中上千种已被证实对人体有害。每年有 25 万种化学物质新产品问世，上万种被加入到我们的食物之中，饮用水中发现 700 种，人体组织内发现 400 种，厨房下水道和洗衣房中有 500 种、800 种可以毒害人类神经系统的物质用于化妆品和香水工业……每天 4 亿种有害物质正在"自然"地流入厨房浴室的下水道，流入广大的江河土壤——地球母亲的血脉和身体之中。

而以上例举，都是间接的致癌因素——还只是我们生活中的一部分。

——就这样损毁、透支我们子孙后代的生命资源吧！这笔欠债或"原罪"我们也许永远没有机会赎还了。当我们暮年时，孩子们会因癌症质问我们："你们已经得到警告，可为什么还要如此'科学'地制造、使用有害物品？为什么还要继续损害上苍赐予我们的这个有限的自然生态环境呢？"

世界以生命为最高。人类未来最大的科学就是生命科学，生命大于一切，任何有损于生命的科学都不是科学。这应该成为检测现代科技是否道德的最高标准。任何有悖于这一最高标准的科技方式和物质增殖意义上的所谓"进步"都是后退……概因为"科技"在握我们有恃无恐，不懂得敬畏"天道"以自律，不懂得尊从自然力而修复人自身，更不懂得如何把这种敬畏与尊从植入内心，植入到我们的文化深处，以之克服现代化的轻率和势利，克服人类目前因"丧心"而致于的"病狂"……现实已经证明，癌肿块之于人体，人类之于地球，地球之于宇宙，三者关系必须要统一于自然天道。如悖逆之，则人体要生癌，人是地球之癌，地球也就会变异成为宇宙天体中的一个癌肿块，将自行趋于毁灭。上帝亦不能挽救。可以看到，这一变异规律在董草原治癌过程中已经得到了应验。由此，也可以预见，未来生命科学的出路在东方，在中国以《易经》、《内经》文化为代表的天、地、人三才相谐而生的新的生命伦理秩序当中。

这是一种新文明，是能够保证人类通向健康和谐之未来的崭新文明。

董草原的实践，已先行地做出了富于启蒙意味和具有说服力的证明，已然显示出这种新文明的一线曙光。

通过董草原的治癌实践，我们还可以看出，癌症并不可怕，可怕的是我们对癌症的无知，对身体、对生命的无知，对"自然力"的无知。由此说来，这种蒙昧实在比癌症还可怕。正如董草原所说："我每天面对的不仅是癌病，而是人们对自身对生命的蒙昧。癌症我可以攻克它，但我改变不了人们的生存方式，我也远远征服不了蒙昧观念和习惯势力。我是斗士，可我是战败者，甚至是永远的战败者！"

或由于此，我眼里的董草原总有一种"启蒙者"的悲剧色彩。

也许，若干年之后，董草原其人、其理论、其行为仍然会扮演着"反常"的、被嘲笑、被误解，甚至被攻击的对象——像过去和现在一样，难以见容于当时、当世、当道。无奈，只能本其"天命"，往前走吧，义无反顾地走下去，继续做这种普罗米修斯"盗天火"般的努力吧。这个时代不缺少思想者，但缺乏践行者，更缺乏对真理的殉道精神。至于董草原的治癌理论及其所持的这种"天道生命观"是不是真理，我只能引用这样一句话，真理的追求比真理的占有更可贵。

（完）

参考文本：

台湾有鹿文化出版公司《发现治癌大药—中医攻克癌症实证》

上海人民出版社《中外书摘》杂志"直击民间中医药抗癌患者"

注：本文摘选自赵中月、田原所著《发现大药：中国民间中医药抗癌现场纪实》一书

奇人・绝学・绝技・命运的真相
"田原寻访中医"十年品牌丛书

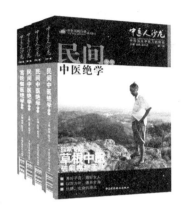

《中医人沙龙》系列

中医原来是这样！

我们遍访海内外有绝学、秘技的中医奇人，不论院府或民间，将他们毕生的经验精华、千百年的家学传承及对宇宙、生命的独到感悟，以通俗易懂的语言一一呈现，旨在多元化、大视角地挖掘和展现与人类文明共同"进化"的古老中医的真实面貌。

第一辑
广东草根中医董草原 **破解癌症天敌**

八百年古传王氏女科——养好子宫，做好女人
秘方中医董有本——以泻为补，通养全身
腹针创始人薄智云——肚脐，生命的原点

第三辑
广东本土中医陈胜征 **发现脸上真相**

农民医师姚建民——阳气就是正气 温阳才能健康
中国督灸第一人崇桂琴——打通人体1号线
气功按摩大师连佑宗——用"太极"品味生活
身心中医徐文兵——话说"神"与身体

第二辑
湖南儿科老中医何曙光 **揭开体重秘密**

台湾医师萧圣杨——来自海峡那边的中医新感悟
爱蜂之人姜德勇——养小蜜蜂，过慢生活
沙龙直播室——《求医不如求己》幕后一日游

第四辑
北京御医之后王兴治 **解秘宫廷竹罐**

御医传人刘辉——不健康的皮肤＝不健康的身体
满针传人王修身——破禁忌 见神奇
沙龙直播室——中里巴人的"药之道"

注：《中医人沙龙》5～9辑已上市，更多大医、奇人，更多绝学、绝技。

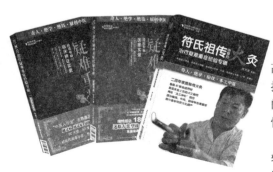

《中医传承与临床实战》系列

奇人・奇医・奇术
临床・案例・验方・秘方

高手在民间！本丛书为"田原寻访中医"拓展读本。本系列陆续将访谈中出现的民间奇医，其数十年珍藏的医案整理出版，怪病、杂病，验方、秘方一一独家呈现。目前已出版《陈胜征治疗疑难重症经验专辑》一、二；《符氏祖传中草药火灸治疗疑难重症经验专辑》（全彩图录）。

"田原寻访中医"系列读本

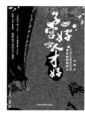

★ 子宫好女人才好：百年女科养女人

妇科病不是无故发生的，这一切的秘密，都在子宫里。

山西平遥道虎壁"王氏女科"专治妇女胎前产后、崩漏带下、月经不调、不孕不育等女人病，传承800余年。第8代传人，与明末清初医家傅青主交好，深得其女科精华。本书寻访到"王氏女科"第28代其中一脉传人，四兄弟首次公开祖传绝技、秘方，全方位解析妇科病始末。

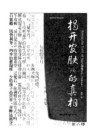

★ 揭开皮肤"病"的真相

不健康的皮肤 = 不健康的身体

与御医后人、中医皮肤病专家刘辉一起，揭开湿疹、青春痘、荨麻疹、银屑病（牛皮癣）、白癜风和带状疱疹等皮肤病的致病真相。

★ 脸上的真相：民间中医解"毒"现代身体

鼻梁发青、发黄，意味着什么？

大肠藏有浊毒，在眼皮和嘴唇上如何表现？

多动的孩子为何嘴唇都偏红？

红鼻头象征着脾和大肠正处于怎样的危机之中？

伟人都长了一个大鼻子吗？

哪种长相的人吃肉也不胖？

舌头的颜色、胖瘦，透露了哪些健康的重要情报？

……

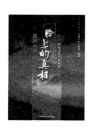

您仔细观察过自己的脸吗？脸上的种种异常，意味着身体发生了哪些变化？你的五官形态，构造出了怎样的命运格局？寻访岭南奇医，解析脸上的健康秘密。

· 其他 ·

中医名家的中国智慧（新生态生命文化丛书合订本）人体阳气与疾病

深入腹地：掌握腹部治病密码　　　　　　生活处处有中医

破解重大疾病的迹象　　　　　　　　　　你的眼睛还好吗

解密中国人的九种体质　　　　　　　　　现在女人那些事

中里巴人健康私房话　　　　　　　　　　拿什么拯救你我的中医

祛湿一身轻　　　　　　　　　　　　　　21世纪中医现场（2005～2008四卷本）

中国男人书

田原主编丛书一

"九种体质人生攻略"系列读本

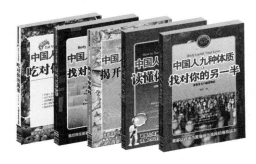

"你是谁？"
"你什么样？"
"你能做些什么？"
……

本丛书为《解密中国人的九种体质》拓展读本，以获得国家科技奖项的"中医体质学说"为基础，首次以中医视角，全方位解答关于爱情、事业、健康、生命的困惑。

中国人九种体质之 **吃对你的蔬菜**

你是哪种体质？易得哪些疾病？千百种蔬菜，哪些是适合你的，常吃能够帮助调整体质，预防疾病发生？哪些蔬菜不宜多吃，易导致体质的进一步偏颇？……

中国人九种体质之 **找对你的另一半**

爱情向左，身体向右。体质决定了你的情感特质，这样的你，与哪种体质的伴侣结合更容易获得幸福？你的 Ta 是哪种体质？你们是命定的一对吗？为什么如此相爱，却矛盾重重，冲突不断？你和 Ta 容易生下什么体质的孩子？孩子将来的健康倾向是什么？……

中国人九种体质之 **揭开星座密码**

星座决定命运，还是体质决定命运？你是双子，为什么既不外向，也不乐观？你是金牛，怎么没了沉稳，多了暴躁？你是白羊，居然胆小如鼠，常怀忧郁……

中国人九种体质之 **找对你的工作**

体质决定了你是哪种性格？选择什么样的工作，更符合你身体和内心的 需求，能轻松胜任并大有前途？哪些工作是不适合你的，勉强为之可能事倍功半？……

中国人九种体质之 **读懂你的上司**

你知道吗？不同的上司因为体质不同，才有了不同的性格和喜恶，从他们的外形和性格特点能够轻易辨认你的上司是什么体质？什么样的下属易得青睐？你的体质与哪类上司更合拍，更容易获得赏识？哪类上司是你的"体质天敌"，与其彼此纠结，不如另谋出路……

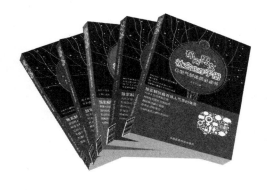

B 型气虚体质 **白弱男女** 社会生存手册
C 型阳虚体质 **虚胖男女** 社会生存手册
D 型阴虚体质 **败犬男女** 社会生存手册
E 型痰湿体质 **熟男熟女** 社会生存手册
G 型气郁体质 **郁闷男女** 社会生存手册

田原主编丛书二

"新生态生命文化" 系列读本

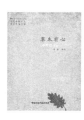

★ 草本有心

每一夜 每一页 侧耳倾听 草生叶长

本书根据田原访谈中里巴人的《中里巴人健康私房话》部分内容编写而成，给我们的日常生活一个"心"的认识：跟大自然学习智慧，感悟世界的万般现象，守住真心，实现心灵的健康与自由。

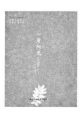

★ 一身阳光

在光里 在尘里 来于此 归于此

本书根据田原访谈李可的《人体阳气与疾病》部分内容编写而成，让名老中医李可告诉你，"阳气"到底是怎么回事儿，对每个人为什么那么重要？愿"阳光"每时每刻照在你的心里。

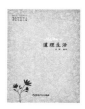

★ 道理生活

一起看天地间最有趣的秘密

本书根据田原访谈樊正伦的《生活处处有中医》部分内容编写而成，不谈道理，只谈如何用"道"来理顺生活中的万般细节，如何用中医思维打开我们脑袋里不曾打开的窗子。

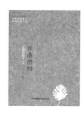

★ 性感阴阳

生命的力量来自冷热相宜

本书根据田原访谈董草原的《破解重大疾病的迹象》部分内容编写而成。世界躁扰？不妨将阴阳视作放大镜，从容窥得山水风物、身体和健康的诸多奥妙。

· 单行本 ·

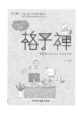

★ 格子禅

在格子间里打坐？——最囧最欢乐的办公室健康宝典

扶正"树干"，修整"树杈"，灵活四肢，疏通能量循环通道……整天为琐事郁闷的格子间白领猴小欢，遇到了"格子禅"传人河马大叔之后，会发生怎样的故事？星云大师曾说：禅，是在衣食住行的生活里扎的根！